認知症のスピリチュアルケア
こころのワークブック

エリザベス・マッキンレー
コリン・トレヴィット　著

遠藤　英俊
永田　久美子　監修
木之下　徹
馬籠　久美子　訳

株式会社 新興医学出版社

facilitating spiritual reminiscence
for older people with dementia
a learning package

Rev'd Dr. Elizabeth MacKinlay

Corinne Trevitt

"facilitating spiritual reminiscence for older people with dementia : a learning package" was originally published in English.

This learning package was made possible with funding from the ANZ Charitable Foundation– J.O. & J.R. Wicking Trust, First published 2006.

Japanese translation copyright 2010 by Shinkoh Igaku Shuppansha. All right reserved.

日本語版刊行にあたって

　本書は，認知症ケアの新しい方法論である，スピリチュアル回想法を学び実践するために書かれた，学習教材である．この方法は，発症年齢が若年であるか高齢であるかに関わらず有効である．

　認知症ケアが今，大きく変わりつつある．「してもらう―してあげるケア」から，本人が生きる希望を見出し，今を生きる意味を見つけられるよう，「ともに歩むケア」への大変革である．その世界的な潮流の先駆けとなったのは，認知症の当事者であるクリスティーン・ブライデンだった．彼女が認知症の診断を受けた後，絶望の淵から歩み始め，2冊の著書『私は誰になっていくの？』『私は私になっていく』を世に出すに至るまでの過程で重要な役割を果たしたのが，本書の著者，エリザベス・マッキンレーである．エリザベスはクリスティーンの言葉にただただ耳を傾け，「私はなくならない．私は私になっていく」と本人が希望を見出すまで，その旅路をともに歩んだ．そして，「クリスティーンに必要だったことは，他の人にも必要なのではないか？」という推論に基づいて「旅路の歩み方」を研究し，検証を経て，誰でも使える方法にまとめ上げたものが，スピリチュアル回想法である．

　スピリチュアル回想法を一言でいえば，対話を通じて本人が人生をふり返り，生きることに意味を見出せるよう助ける手法である．その根底にあるのは，認知症によって「人生が終わる」どころか，発症後も人は人間的に成長を続け得るという確信である．エリザベスはクリスティーンとの対話を通して得たこの仮説を，多くの認知症の高齢者とともにスピリチュアル回想法を実践することによって確信にまで深めたのである．そして，それと同様に重要なことは，この旅路をともにすることを通じて，ケアする側もまた人間的に成長するということである．ケアする人の成長なくして，認知症の人のケアは行えない．おそらく多くの人にとってあまりにも遠い理想として感じられるだろうその過程をたどる手順を，極めて具体的で実践的な試案として示したのが，本書である．

　本書は3つの部分で構成される．
　第1部は，エリザベスと共同研究者，コリン・トレヴィットが著した，スピリチュアル回想法の学習教材であり，本書の中核をなす．
　第2部は，スピリチュアル回想法がいかにして誕生したか，エリザベス・マッキンレーが日本の読者のため新たに書き下ろしたものである．机上の知的操作ではなく，クリスティーンとの切実な対話の中から発想され，高齢者との実践によって具体化されたのである．その成立過程を知ることで，この手法の目指すものを理解する助けとなるであろう．

第3部は，この手法を日本に紹介するにあたっての解説である。ケアの研究・教育者である永田久美子，実践者である武田純子，取材者である川村雄次が，それぞれの立場から，日本の認知症ケアの現場にスピリチュアル回想法を紹介する必要を感じた理由を叙述する。

　各部分はそれぞれ独立しており，どの順番で読んでいただいてもよいが，第2部「認知症の人と歩み　ともにケアを創る」から読み始めることをお勧めする。最も理解が容易になると思う。

　今世紀に入り，認知症をめぐる医療・ケアの技術革新はめざましく，新時代の様相を呈している。パーソンセンタードケアが認知症ケアの理念として定着しはじめてもいる。だが，今なお認知症になった当事者自身の不安や怖れに触れることがタブーとされ，本人を孤独の中に置き去りにしていることが多いのではないか？

　本書が，認知症になった人と，ともに生きる人とが，人生の旅路を心豊かに歩み続けるための「ケアをこえたケア」に向けての道しるべとなることを切望する。

　最後に，本書の刊行にあたり，限られた時間で精度の高い翻訳をしてくださった馬籠久美子氏に心より感謝する。また，よりよい内容にするのに労力を惜しまず，多大なる協力をしてくださった，安田朝子氏，稲葉百合子氏，河野禎之氏，松永明佳氏，本書の刊行に尽力くださった新興医学出版社の林峰子社長に心より感謝申し上げる。

2010年1月

　　　国立長寿医療センター 包括診療部長　　　　　　　遠藤　英俊
　　　認知症介護研究・研修東京センター研究部 副部長　永田久美子
　　　医療法人社団こだま会 こだまクリニック 院長　　　木之下　徹

目　次

日本語版刊行にあたって　　　　　　　　　遠藤英俊，永田久美子，木之下徹

I.「スピリチュアル回想法」学習教材 ……………………………………… 1
エリザベス・マッキンレー，コリン・トレヴィット（訳　馬籠久美子）

序 ……………………………………………………………………………… 3
この学習教材の使いかた …………………………………………………… 4
A. スピリチュアルケアとは ……………………………………………… 6
B. 認知症とは ……………………………………………………………… 11
C. コミュニケーションについて ………………………………………… 16
D. 認知症の人と回想法を行うときの注意 ……………………………… 28
E. スピリチュアル回想法とは …………………………………………… 33
F. スピリチュアル回想法の実際 ………………………………………… 39
　　第1週目：人生─生きることの意味 ………………………………… 39
　　第2週目：人間関係─孤立すること，つながること ……………… 41
　　第3週目：希望，恐れ，心配 ………………………………………… 43
　　第4週目：老いること，超越すること ……………………………… 45
　　第5週目：宗教の信仰，スピリチュアルな関心 …………………… 47
　　第6週目：信仰の実践，スピリチュアルな関心の実行 …………… 49
付録：スピリチュアル回想法のグループで取り上げる話題 …………… 54
文献 …………………………………………………………………………… 57

II. 認知症の人と歩み　ともにケアを創る
クリスティーンとの対話から生まれた「スピリチュアル回想法」………… 61
エリザベス・マッキンレー

III. 認知症ケア新時代
「希望」に向かって共に歩み続けよう
　　　認知症とともに生きる人の声に耳を澄ませながら ………………… 79
永田久美子

IV. 日本のケア現場との接点
エリザベスとの出会い ……………………………………………………… 85
武田純子

V. エリザベス・マッキンレー取材記
その人自身の文脈で一番深いレベルで考える …………………………… 89
川村雄次

カバーデザイン　彫刻家 石上城行

Ｉ．「スピリチュアル回想法」学習教材

エリザベス・マッキンレー

コリン・トレヴィット

著 者

●エリザベス・マッキンレー　（1940年生まれ）

正看護師資格，文学士号，神学士号，教育学修士号，博士号を持つ。オーストラリア国立看護協会会員。

「高齢化およびキリスト教研究センター（CAPS）」代表，チャールズ・スタート大学神学部教授。高齢者ケア，特にスピリチュアリティに重点をおいた研究，教育を広く行ってきた。

「高齢化およびキリスト教研究センター」は，キリスト教の牧会研究と老い，それにともなう倫理問題について，多彩な学際的立場から，研究，教育，政策発案を行う非営利団体であり，高齢者ケア業界や政府，目的を同じとする諸団体とともに活動している。

●コリン・トレヴィット　（1955年生まれ）

正看護師資格，理学士号，修士号（看護学），修士課程修了証（老年学）を持つ。チャールズ・スタート大学神学部，「高齢化およびキリスト教研究センター」学術専門員。高齢化問題に重点をおいた看護，研究，教育の経験を持つ。

謝 辞

この学習教材に助言をくださった次の方々に感謝します。

スー・ウィルキンス　牧師：（西オーストラリア州，マウント・ローリイ，チャーチ・オブ・クライスト・ホーム＆コミュニティ・サービス株式会社）

ジュニー・ディニング　牧師：（シドニー，ベルローズ，ウェズリーガーデンズ，ユナイティング・ケア・エイジング）

ジル・ダーリー　牧師：（シドニー南東地域　ユナイティング・ケア・エイジング）

ジョン・フィッシャー博士：（グランピアン地域緩和ケア研究センター　主任研究員）

さらに，5年にわたってご自分の人生をわかちあってくださったすべての認知症の高齢者の方々に感謝いたします。皆さんのお話を聞くことは光栄であり，喜びでした。また2003年～2005年にかけて実施したスピリチュアル回想法プロジェクトに参加してくださった，以下の高齢者施設にもお礼を申し上げます。

英国教会退職者コミュニティ・サービス（キャンベラ，シドニー）

ウェズリーガーデンズ・ユナイティング・ケア・エイジング（シドニー）

ミリンジャニヴィレッジ・ユナイティング・ケア・エイジング（キャンベラ）

序

　この5年間，私たちは認知症の高齢者と彼らの人生について話し合うことに多くの時間を費やしてきました。彼らは生きる意味をどこに見つけるのか，希望はどこにあるのか，怖れや後悔はあるのか。それは元々，『認知症の経験に意味を見いだす―スピリチュアル回想法の位置づけ』と名づけられたプロジェクトでした。私たちにとって，認知症の人たちの物語に耳を傾け，スピリチュアル回想法を使って本人の感情やこころのテーマを探求することは，光栄であると同時に大きな発見でした。

　このプロジェクトで明らかになったのは，認知症の高齢者たちを小グループに分けて話し合いの援助をしていくときに，上手にファシリテートできる人とそうでない人がいたことでした。そこで私たちは，上手に援助するために重要な要素は何か，また小グループの話し合いを妨げる要素は何かを慎重に検討しました。この学習教材は，認知症の人に対して，また認知症でない人に対して，スピリチュアル回想法を使ってコミュニケーションをしたいと思う人が，そのために必要なスキルを身につけられるようにするものです。

　みなさんにとってこの学習教材を活用するのが楽しみとなることを，また本書から得るスキルと情報が，すべての高齢者の方たちと有意義なコミュニケーションをはかるための一助になることを，願ってやみません。

学習効果

　この学習教材を完了すると，次のようなことができるようになります。

- 認知症の高齢者に対するホリスティック註)なケアにおけるスピリチュアルケア註)の一部として，スピリチュアル回想法の役割を説明できるようになる
- 認知症の人とかかわる際に必要なコミュニケーションスキルを使えるようになる
- 従来の回想法註)とスピリチュアル回想法を区別できるようになる
- 認知症の高齢者と認知症でない高齢者の両方に対して，スピリチュアル回想法のグループを援助できるようになる

ホリスティック：部分ではなく全体を包括的に捉える考え方。「全人的」あるいは「包括的」。

スピリチュアルケア：一般に，終末期の人について言う場合が多いが，本書ではより広く，著者の定義によるスピリチュアリティに関わるケアを指す。

回想法：アメリカの精神科医ロバート・バトラーが提唱した，高齢者に対する心理療法。

この学習教材の使いかた

　この学習教材は，認知症の人に対してスピリチュアル回想法を行う際に必要となるスキルが身につけられるよう作成されています。主に認知症の高齢者とのやりとりを想定していますが，スキルそのものは応用が効きますので，どのような高齢者グループに対しても使うことができます。

　スピリチュアル回想法とは，その人をスピリチュアル[註]な存在として捉え，その人とより有意義に，パーソナルにかかわろうとする独自のコミュニケーション法です。私たちの研究では，認知症の高齢者に対してこのスピリチュアル回想法のグループワークを6ヵ月間行ったあとで，認知症の人同士のやりとりが著しく増加することが実証されています[28]。さらに，スピリチュアル回想法の小グループは，高齢者ケア施設ではなかなか実現できない認知症の高齢者同士のきずなや友情が育つように援助します。グループの参加者たちは，「スピリチュアル回想法に参加したことで，自分にとって大切な問題をより有意義に話すことができた。そのようなことは高齢者ケア施設ではふつうは期待できない」と話すことが何度もありました。

　この教材は，各自のペースに合わせて1人で自己学習するように作られたプログラムですが，ファシリテーター[註]が話し合いを援助する形をとれば，グループに対して使うこともできます。この教材をどう使うかは，みなさん次第です。あるいは，この中に書かれていることはすでに知っていて，当然のことのように感じる人もいるかもしれません。どのように使ってもかまいませんが，**＜考えてみましょう＞の質問だけは形式に従ってすべて回答するようにしてください。**

> ➡ **考えてみましょう**

　＜考えてみましょう＞は，みなさんの知識を確認し，考えを整理するためのものです。ファシリテーターがいてもいなくても，グループでこの学習教材を利用する場合には，グループで話し合いたい点として，これらの質問を使ってみましょう。個人で利用する場合には，自分で記録（ジャーナル）をつけて，質問にもとづいて自分の考えを書いてみましょう。

　この学習教材は，グループで利用する場合も，個人で利用する場合も，1週間にひとつずつ章を進めるよう作成されています。各章はだいたい30分〜1時間で行ってください。ここで紹介されている考え方や方法をなじみにくいと感じることもあるかもしれませんが，時間をかけて話し合って考えてみてください。なお，本文

傍注：

スピリチュアル：スピリチュアリティに関わること。本書の著者の定義（p.7）参照

ファシリテーター：ワークショップやグループワークの進行，まとめ役

中の助言やガイドラインは，ケア施設に入所している認知症の人を対象とした研究にもとづいています。

A. スピリチュアルケアとは

認知症の高齢者のケアの日常では，身体的なケアの対応ばかりに追われてしまい，心理社会的なケアやスピリチュアルケアが犠牲になってしまいがちです．確かに職員の人手が足りないのに高いレベルのケアが必要な高齢者がいるような忙しい状況では，身体的なケアが優先され，まずはその部分へ対応することになってしまいます．そのうえでまだ時間があれば，他の部分のケアに当てることもできるのでしょう．しかしながら，ホリスティックなケアを行わなければならないと思うならば，高齢者が身体的，社会的，心理的欲求に加えて，スピリチュアルな欲求を持っていることに気づかねばなりません．スピリチュアルな欲求は他の欲求と同じぐらい重要なものです．実際，ある高齢者ケアの責任者は，「私の仕事の4分の3は嘆きや罪悪感，怖れに関係することです」と言ったほどです．これらは明らかにスピリチュアルな領域の問題です．

スピリチュアルケアを行おうとすれば，スピリチュアリティ[註]という概念──つまり人間の核（コア）となる意味，一番深い人生の意味と関係性──に入り込むことになります．スピリチュアリティを，神や崇高な存在との関係性で表現する高齢者もいるでしょうし，自然や環境，家族，友達などを通して表現する高齢者もいるでしょう．スピリチュアリティとは，私たちという存在の一番中心にある核心の部分で，私たちはそこから人生のすべてに応答していきます．怒り，憎しみ，愛，許し，希望は，この核の部分から生じます．

スピリチュアルな領域を説明するのはとても難しいことです．現在では，スピリチュアルなことに対して社会の意識が高まってきてはいるものの，何をもってスピリチュアルな領域とするかについてほとんど共通した理解はありません．スピリチュアリティは誰にでもあるものなのか，そもそも取り組むべきことなのか，そうであるならば誰がどう取り組むべきか．宗教は，信仰している人にとってはスピリチュアリティの一部ですが，ここで私たちが言っているスピリチュアリティは，宗教的なもののことではありません．スピリチュアルケアが優先課題になりにくいのは，対象となるべき高齢者が自分の宗教を申し出たり，教会に行ったりしないためでしょう．ここで，スピリチュアリティとは何かをもっとわかりやすく考えるために，スピリチュアリティをひとつの傘であると想像してみると，宗教はスピリチュアリティの傘の下に入り，スピリチュアリティを表すひとつの方法であると考えることができます．この概念をわかりやすく図式化したものが筆者による図1[27]です．

近年，スピリチュアルな領域をあつかった研究への関心が増えています．オーストラリア人の60％が神あるいは崇高な存在の信仰を容認していますが，月に1回

POINT ①
スピリチュアルケアの提供は，スピリチュアリティの概念－核になる意味，一番深い生きる意味，関係性－に足を踏み入れることである．

スピリチュアリティ：本書では著者の定義（p.7）に基づく内容を"スピリチュアリティ"と表記する．

以上教会に行く人は20％でしかなく，1950年代の45％からくらべると大きく落ち込んでいます[2]。ヒューとブラックによる初期の研究[17]では，オーストラリア人の3分の2が精神的な生活は大切だと感じていました。この研究によれば，回答した人たちは自分の人生の平和と幸福の意味を，人間関係や家族，仕事，自然，音楽を通して求めていました。さらに，スピリチュアルなことに関する問題は，人が老いるにしたがってより重視されることも指摘されています[25〜27]。

図1　スピリチュアリティと宗教[27]

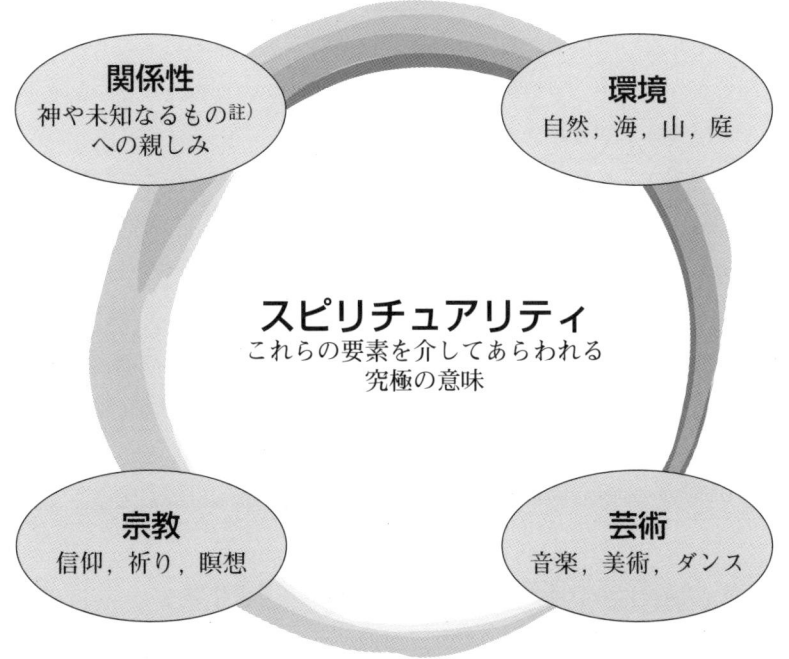

未知なるもの：原語はothers。著者の説明では，非日常かつ非人間的な，理解し得ぬ領域。霊的世界など。

スピリチュアリティには数多くの定義がありますが，以下の定義は筆者によるものです。

"スピリチュアリティとは，1人1人の存在の核となる部分に位置し，生きることに意味を与える，極めて重要な領域である。それは宗教を信仰することによってのみつくられるものではなく，もっと広い，たとえば神との関係性のようなものとして理解される。ただし，ここでの神や究極の意味とは，その人が他との関係性の中で理解するところのものである"[25]。

1. 多文化，多宗教社会のスピリチュアルケア

オーストラリアでは，多文化かつ多宗教の環境[註]でケアが提供されることが多くなってきています。高齢者ケアに携わる人は，自分と異なる信仰の経歴を持っている可能性のある他者のニーズに応えるために，まず自分自身のスピリチュアリティや信仰の捉え方を自覚しておく必要があります。このような自己理解はスピリチュアルケアを行うための重要な部分です。

老いるということのスピリチュアルな側面を認め，ケアが必要な高齢者にほんとうにより高い効果を与えたいなら，スピリチュアルな部分をケアに付属するオプションにとどめておくことはできないでしょう。スピリチュアルなことがらは人間の幸福にとって非常に大切であるばかりか，まさに存在の中心にあるものです。人間に心と体があるように，霊の領域もあることに気づいたならば，その欲求も体や心と同じように取り上げるべきなのです。

このモデル（図2）は"老い"におけるスピリチュアルな過程を理解するための枠組みです。中心には，人間の行為としての意味の希求があり，そこで感じ取った意味に対する応答が存在します。これとは別に，超越[註]感の発達（老いにおける，心理社会的，身体的，スピリチュアルな試練にうち克つ能力），人生の一時的な意味づけから最終的な意味づけへの移行，神または他者あるいはその両方と親しくなる，希望を見いだす，などの作業（タスク）もあります。このモデルでは，人生の終焉までずっとスピリチュアリティを成長させて発達させていくことが可能です。さらに，スピリチュアルな評価や介入を行う機会があることも示唆しています。

図2 "老い"の過程におけるスピリチュアルな課題とその作業

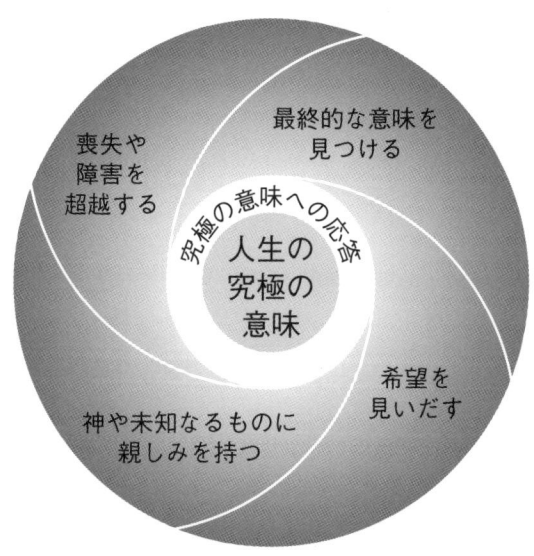

多文化・多宗教の環境：オーストラリアは，先住民族のアボリジニの他，イギリスなど約200の国からの移民からなる多民族国家。

超越：宗教や哲学で，通常の限界を乗り超えるものを意味する。病気や障害，死などを受容する上で重要な考え方。

2. 究極の意味とは

　人生で一番大きな意味をもたらすものごとが，その人にとっての始点となります。人はその始点から生きることに応答するのです。たとえばある人の始点に裁きの神が存在すると，罪悪感がその人の生きかたの主な特徴になり，希望を見いだせなくなることがあるかもしれません。反対に，愛に満ちた神が存在するならば希望を持つことができるでしょう。また核となる意味が愛する人たちとの関係から生じている場合には，そのことに気づくことが大切であり，特に死によってその関係が失われていないかどうかを知ることが必要です。

3. 意味に対する応答

　ここでの応答とは，私たちの中の深いところから未知なるものや他（自分以外の人やもの）に働きかけることです。ある人の中心の核となる意味の源泉が芸術や音楽や環境ならば，その人はそれらを介して生きることに応答していくでしょう。また神が中心の核となる意味として存在するならば，信仰，祈り，聖典を読むこと，瞑想などが応答する方法となるでしょう。意味とは，人間を人間たらしめているものの中心に位置しており，そのような意味を失うことは，悲しみや抑うつ状態の大きな要因になります。

4. スピリチュアルケア

　スピリチュアルケアは，特に人生の終盤における生活の質（QOL），健康，「よい状態」（ウェルビーイング）にとって大変重要なものです。スピリチュアル回想法は，高齢入所者のスピリチュアルな欲求を取り上げる方法のひとつであり，高齢者が自分の人生に大きな意味を持つことがらについて話せるようにするものです。この手法では，過去にあった怒りや悲しみ，罪悪を感じたできごとなどを思い出すことを否定しません。過去のできごとを捉え直し，新たな理解をし，できるならば満ち足りた気持ちになれるように手助けします。

　スピリチュアルケアを進めるための第一段階は，高齢者ケアを行う職員自身のスピリチュアルな意識を高めることです[25]。スピリチュアリティに関することはとても個人的なものだから取り上げないほうがよいという意見もありますが，私たちの研究では，施設の入所者の多くはそのような話をとてもしたがっていることが明

らかになっています[25, 27]。入所者の多くは死ぬことを怖れています。そのうちの幾人かは，自分の人生をふり返り，自分が生きてきた人生について自分がどう感じているかを，1人でも，あるいはもっと多くの人と，分かち合いたいと望んでいるはずです。

これで第1章は終わりました。次の章に進む前に，以下の質問について考え，話し合ってみてください。

➡ 考えてみましょう

あなたはスピリチュアリティについて他の人に話すことが，どれぐらい無理なく自然にできますか？

まずあなたのスピリチュアリティの核になるものを確かめてみましょう。

以下の質問について考え，答えてください。

- あなたの人生に一番意味を与えているものは何ですか？
- これまでの人生をふり返って，
    - 楽しかったことは何ですか？
    - 悲しかったことは何ですか？
    - 喜びをもたらしたことは何ですか？
    - 何か後悔はありますか？
    - 将来へのおそれはありますか？
- あなたの人生で一番大切な人は誰ですか？　一番大切なものは何ですか？
- あなたにとって大切な宗教や，スピリチュアルな実践はありますか？

異なる文化や信仰を持つ人，または宗教を持っているかどうかわからない人にスピリチュアルケアを行うことについて，あなたはどう感じますか？

B. 認知症とは

　もしあなたが高齢者のケアを始めてまもない場合や，認知症の高齢者と一緒にいたことやケアをしたことがほとんどない，あるいはそういう経験がまったくない場合には，この章に多くの時間をかけて，本文の内容を考えてみてください。もしあなたが認知症についてすでに相当の知識を持っている場合は，この章はさっと読んで，次の＜C. コミュニケーションについて＞に進んでかまいません。ただし，認知症の理解はどんどん新しいものに進歩しており，現在，その新しい理解を導入している施設は増えつつあります。認知症の人とケアする人のどちらに対しても，その新しい理解が生活の質の飛躍的な向上に貢献している可能性があることは覚えておいてください。

　認知症は多くの高齢者が怖れている状態です。がんや脳卒中，リウマチによる障害でさえも，認知症の衝撃にはおよびません。独居老人を対象とした研究では，独居老人の3分の1が認知症を恐ろしいものとして捉えていました[25]。ある女性は「足がだめになって，頭がおかしく」なりたくないと言っていました。認知症の人の家族が本人のことを説明するのに，「もう終わっている」とか，記憶障害と本当の死によって「2度死ぬ」などと言うことがよくあります。作家たちの多くも，認知症の人は「もぬけのからになった」人であるという見方をしています[2, 21]。反対に，その人が少し変わった様子になっても，その人でありつづけるのだとする見方を支持する文学作品もあります[22, 24]。認知症に対する新しい見方について，重要な理解を示したのはヒューズ，ロウ，サバト[18]でした。「認知症の人は関係性において理解されなければならない。それは，関係性しか彼らに残されていないからではなく，関係性こそが私たちすべてにとって生きていることを特徴づけるものだからである。」

　認知症は長期間にわたって進行性の認知機能障害と実行機能障害を引き起こすため，個人にとっても，家族にとっても，地域にとっても大きな負担になります。高齢化社会では65歳以上の認知症は5.1歳ごとに2倍づつ増えて85歳以上の24％が認知症になるとされており，有病率の高い重要な問題です[1]。認知症の原因や薬物療法について研究が継続的に進む一方で，現在最も求められているのは認知症の人の生活の質の向上です。そのためにはまず認知症の人の世界を理解することが肝心で，認知症の人の"存在の内なる中心"に入り込めるようなコミュニケーションが重要視されなければなりません。

> **POINT ②**
> 認知症の人は関係性の中で理解しなくてはならない。
> それは関係性しか残らないからではなく，関係性を持つことが生きていることの特徴だからである。

1. 認知症とは何か？

認知症は知的能力が損なわれることによって起こる複雑な症状群です。知的能力を損なうということは、本人を社会的に、身体的に、そして職業上も、崩壊させてしまいかねないほど深刻なものです。認知症の特徴である記憶障害は誰でも知っていますが、記憶障害は認知症にともなう認知機能の低下のひとつにすぎません。言語、知覚、問題解決、抽象的思考、判断など、その他の脳の機能もすべて影響を受けてしまいます。性格的な特徴については、そのまま維持されるケース、誇張されるケース、変化するケースなどがあり、社会的ひきこもり、不安、怖れなどの形ではっきり表れることがあります。また、イライラ、焦燥、偏執、妄想などが生じ、家族やケアする人に攻撃的な言動をとることもあります。このような言動は、認知症になった人が自分の環境に対するコントロールを失うと、よりいっそう顕著に現れます[10]。

私たちは認知症と聞くと、どの人も記憶障害を抱えていて同じようなものだと考えてしまいがちです。しかし認知症の人は1人1人が異なるかたちで認知症による変化を経験していくわけですから、ケアもその人ごとに合わせたものでなければなりません。ある人にやってみてうまくいったことでも、別の人には混乱と不快感を引き起こすだけになる場合があります。このような理由から、認知症は依然として高齢者にとって最もやっかいな症状群であると言えます。

精神疾患には未だに偏見が持たれていますが、認知症も同じように偏見を持たれることがよくあります。ゴールドスミス[註) 15]は、認知症と診断される前後で人が受ける扱いが、意識的あるいは無意識的に、どう変化するのかを検討しました。いったん認知症と診断されると、その人がうっかりへんな間違いをしないか、性格の変化が起きてはいないかとまわりの人たちが意識して見るので、本人のプレッシャーは大きくなります。また認知症の人はものごとを覚えられないと考えられているため、理解もできないし、洞察力もないということになってしまい、認知症の人は自分のケアのことも、将来のことも、自分自身の意志で決める機会に加わることができなくなってしまうのです[5]。

キットウッド[註) 24]はこれを悪性の社会心理と呼びました。認知症であると診断された人は、偏見を持たれ、脅され、レッテルを貼られ、閉め出されて、モノあつかいされてしまいます。ある問題を提起するということは、結局、話しづらいことをオープンに話せるようにすることである場合が非常に多いのですが、認知症はまさにそのような例でしょう（C.コミュニケーションについて 参照）。現在でも、認知症について話したがらず、特に認知症の本人に対して認知症の話をしたがらないという人たちもいるのです。

POINT ③
認知症によってどんな変化が生じてくるかは1人1人違うから、ケアは必ず個別対応でなければならない。

ゴールドスミス： Malcom Goldsmith, イギリスの認知症ケア研究者。認知症の人とのコミュニケーションの可能性を探る研究を続けている。チャプレンとしてパストラルケアに携わってきた。

キットウッド： Tom Kitwood (1937-1998), イギリスの臨床心理学者。従来の医学モデルの「古い文化」に基づく認知症の見方に対し、「新しい文化」への転換を求め、新たな認知症ケアの指針として、「パーソンセンタードケア」を提唱した。

> ### ➡ 考えてみましょう
>
> ●あなたはもの忘れや認知症について，どのぐらいひんぱんに人と話しますか？
> ●もの忘れや認知症はあなたにとって話しやすい話題ですか？
> ●認知症の人に対して人々の抱いている"予想"について，気づいたことがありますか？
> ●認知症の人の家族の中には，自分の大切な人にむかって"認知症"という言葉を口に出してほしくない，という人たちがいました。それはなぜだと思いますか？

　スピリチュアル回想法の研究を進めていく中で，この研究が認知症に関するものだとは言ってほしくない，という状況に私たちは多く出会いました。ある例では，自分の母親を研究に参加させてもかまわないが「認知症」という言葉だけは使わないでほしい，と言った息子さんがいました。認知症の人を対象としたスピリチュアル回想法に参加してもらうために家族の承諾を得ようとしたとき，最初に応じてくれたのは寝たきりで終末期に向かうアルツハイマー型認知症の人たちだけでした。それよりも早い段階では，家族は自分の大切な人が認知症であることを認めたがらないように見えました。しかし，スピリチュアル回想法のグループの中では，認知症の人たちは笑いながら，自分たちのもの忘れについて冗談を言っていたのです。

　どうも，「認知症の高齢者は，認知症であるという現実から守ってあげなくてはならない」という決めつけがあるように思えます。そのために，認知症によって一番影響を受ける人，つまり本人とほとんど話し合うことができなくなってしまうのです。それは，たとえば，「戦争の話はするな！」と言うのとどこか似ています。

　クリスティーン・ブライデン註)5)は，認知症の診断が自分の人生に及ぼした影響について述べています。彼女は当時まだ46歳で，典型的な認知症の人ではありませんでした。彼女の場合，"カミングアウト"して認知症であることを宣言するまでに，2年間かかりました。病気の初期のころ，彼女は抑うつ状態に陥り，もがき苦しみながら次第に衰えていくという認知症の医学モデルそのままを生きているように感じました。しかし診断から2年後，彼女は人生を受け入れることにしました。医学モデルによる型どおりの予後診断をはねつけ，自分自身でものごとを実現させてみようとしたのです。彼女は人生で初めて自分の本を出版し，大学院に入りました。それは認知症の人としては想像しがたいことです。彼女は認知症への偏見について説明していますが，それは彼女がふつうの人でなくなり，"認知症の人"

クリスティーン・ブライデン：Christine Bryden (旧姓 Boden)，オーストラリア在住。46歳でアルツハイマー型認知症と診断された自らの体験を2冊の本に書き，世界各地で講演活動を行う。2004年，認知症の人として初めて国際アルツハイマー病協会の理事を務めた。

になってしまうのではないかと感じた経験にもとづくものでした。そして2冊目の本、『私は私になっていく』5)では、認知症の旅の続きを記録しました。

2. 認知症のタイプ

　認知症というとすぐにアルツハイマー型認知症を連想しがちですが、実際には認知症は他の数多くの病気によっても引き起こされる症状のひとつです。認知症を引きおこす原因は約60もあります。そのひとつひとつに特徴と違いがあり、病気の経過はその高齢者がどのタイプの認知症なのかによって変わってきます。すべての認知症に共通しているのは、できないことが増え、余命が短くなることです註) 23)。

註）過剰な薬剤の使用や身体拘束など、認知症の人に対して行われる医療・ケアの劣悪さが、発症後の余命を短くする大きな要因になっているという意見も多く出されている。

> ➡ **考えてみましょう**
>
> 　認知症の人はそれぞれ1人1人違います。その理由は、"認知症"の原因となる病気が数多く存在するからだけではなく、病気になる脳の部位によってその人の行動がさまざまに影響を受けるからです。
> - あなたがケアしたことのある高齢者の中で、どれだけ違うタイプの認知症をみましたか？

3. 施設への入所申請

　認知症の人のケアは、現在のようにできるだけ自宅での生活を続けようとする方法では費用がかさみ、複雑になるため、多くの場合、症状の進んだ人は入所してケアを受けることを余儀なくされます。施設入所は、攻撃的になるなどのコントロール不能な言動、失禁、数多くの安全性の問題から、自宅に1人で生活できないなどの事情が生じて、申し込むのがふつうのようです。1人暮らしの高齢者ならば、ストーブや電気、トイレの管理がうまくできなくなったから、ということになるのかも知れません。配偶者やその他のケアする人と一緒に暮らしている高齢者の場合は、徘徊、妄想、攻撃や、からだが弱ってきたことなどを理由に、入所を申し込むことがあります。

　施設入所は危機的な状況が起きてから必要になることが多いのですが、そうなると高齢者にも家族にも大きなストレスがかかります。自宅でのケアの必要性や入所

にかかる費用，誰がケアの代表責任者になるかなどをめぐって，家族で言い合いになることもあります。過去にもストレスの多いやりとりを交わしている家族であれば，入所問題をきっかけに家族の危機にまで至る可能性もあります。若い人でも年配の人でも，高齢者ケア施設に深い怖れと嫌悪感を持っている人は大ぜいいます。また，嘆き悲しんで罪悪感にかられた家族の1人が，「お父さんやお母さんを，決して施設なんかに入れはしない」などと約束してしまう場合もあります[10]。

　施設に入所する高齢者は大きな喪失に直面します。それまでの自分の地域のつながり，友人たち，自らの財産，自宅，ペット，自立，プライバシーなどを失う可能性があります。入所すれば日々の自宅での管理の重荷からは開放されますが，今度は，出される食事の種類やケアする人を自分で決めることはできません。個室をあてがわれて，それまで自立やプライバシーを大切にしてきた人が基本的要求まで他人まかせにしなければならない状況にいることは，不可能に近いものであるのかも知れません。このような喪失は無視できないほどの嘆きになり，怒り，不安，怖れ，情緒不安定や，打ちのめされたような気持ちをともなうこともあります。すでに記憶障害と格闘している高齢者は，このような感情のためにさらに混乱し，攻撃的な態度や妄想，抑うつ状態などを起しかねません。

　そのような人たちのニーズとケアの問題は本当に複雑です。ポスト[30]は認知症ケアにおける私たちの責任についてこう記しました。「私たち（聖職者などの）道徳的指導者の仕事は，認知症の人に，その人らしさ——自己アイデンティティはずっと続いていると気づかせることです。」

POINT ④
高齢者ケア施設の入所者は，多くのものを失う。例えば，地域，友人，身のまわりの物，自分の家，ペット，自立，プライバシーなどである。

➡ 考えてみましょう

- 高齢者ケア施設への入所は，それまでにもたくさんのものを失ってきた高齢者にとって，とどめを刺すような最後の一撃になる可能性があります。この過渡期にいる新しい入所者に対して，職員はどのような方法で支援できるでしょうか？
- 認知症の人が安全で安心し，くつろいでいられるようにしておくために，どんな手段を用いますか？

C. コミュニケーションについて

高齢者とスピリチュアル回想法を実践するには，認知症がある場合もない場合も，特殊なコミュニケーションスキルが必要になります。往々にして，認知症の高齢者は自分の考えを表現するのが困難になっています。適切な言葉を選んだり，人と会話を始めたり，質問や発言に集中したり，会話を終わらせたりすることにむずかしさを感じているかも知れません。だからといって，認知症の人は言いたいことが少ししかないとか，言っていることに意味がないのではありません。むしろゴールドスミス[14]やキリック＆アレン[20]，クリスプ[8]の研究は，その反対であると強く主張しています。そこで問題は，どうしたら認知症の人と効果的にコミュニケーションできるか，どうしたら日常生活にもっと意味を持たせるような意義ある交わりができるのか，ということになります。

認知症の人とのコミュニケーションは，ともすると表面的で，平凡で，相手を見くだしたものになりがちです。認知症の人の興味がありそうなことがらについて，じっくり考えて答えるような意味深い質問などは，ほとんど重要視されていません。そこにはたくさんの原因があります。職員の時間が足りないこと，相手の反応に十分対応できないと感じること，どうせ相手は満足に受け答えできないだろうと考えていることなどです。ありがちなのは，そういう対応はパストラルケア[註]を行う教会の人間の仕事だと考え，職員が認知症の人にそのような"立ち入った"個人的な質問をすることにためらいを感じることです。当然，人生の意味について話すより，お腹の具合について話し合うほうがずっと簡単でしょう。キットウッド[24]が以下のように書いたことは，一考に値します。「コミュニケーションをファシリテートする責任は認知症でないほうの人にあり，認知症の人とコミュニケーションするときには，こちらの期待通りになると思ってはいけない」。さらにゴールドスミス[14]は，「認知症のスピリチュアルケアは，すべての人にかかわる問題である」と言い切っています。ケアにかかわるすべての人は，認知症の人に敬意を示し，効果的にコミュニケーションすることを学ぶべきで，それこそがパーソンセンタードケアである，というのです。私たちは認知症の人によく耳を傾けて，効果的なコミュニケーションを支援し，認知症の人とつながっていかなければなりません。

この章では，コミュニケーションに関する問題を概説し，よりよい実践のためのアドバイスを行います。学習教材の内容は，スピリチュアル回想法グループのファシリテーションが中心ですが，すぐれた一般的なコミュニケーションスキルは，あらゆるケアの状況に応用できるものです。前向きなコミュニケーションの実際のテクニックを説明する前に，まずは認知症ケアでありがちな，よい結果の出にくいパ

POINT ⑤
私たちはみな，認知症の人に耳を傾け，効果的なコミュニケーションを支援し，認知症の人とつながるべきである。

パストラルケア：キリスト教の立場に立ち，信仰を支えに行われるスピリチュアルケア。牧会ケア。

ターンから見てみましょう。

> ➡ **考えてみましょう**
>
> ●認知症の有無にかかわらず，あなたが高齢者と交わしたやりとりをすべて思い返してみてください。その人たちに生きる意味や，喜びや悲しみは何かを尋ねてみたことがありましたか？

1. 悪性の社会心理

パーソンセンタードケア[註]）のアプローチでよく知られるトム・キットウッドは，高齢者ケア施設で発生する否定的なコミュニケーションのタイプをつきとめ，"悪性の社会心理"と呼びました。この学習教材では，まずコミュニケーションの問題に入る前に，"悪性"のコミュニケーションについて学習し，認識しておくことが肝要だと考えます。そうすれば，そのようなコミュニケーションのありかたを変えることができるからです。キットウッドによれば，多くの場合，ケアする人はわざとではないにしても悪性のコミュニケーションのアプローチをしており，施設の文化がそれを許して強化しているといいます。悪性のコミュニケーションは親切心や善意から行われることが多いのですが，認知症の人を尊重する行為ではありません[24]。

下の**表1**に書かれた17個の要素を見て，みんなで分かち合えるような例を考えてみてください。まずこれらの問題を認めることが，前に進むために必要であることを肝に銘じてください。こんなコミュニケーションは存在しないかのようなフリをしていては，今までのやり方は変わりません。キットウッドは，こうした行動を認識するために，それぞれに名前をつけました。

表1　悪性の社会心理[24]

要素	定義
だます	本人を操ったり，気をそらせたりして，無理やり規則に従わせること
できることをさせない（ディスエンパワーメント）	本人が持っている力を使わせず，本人が自らやりはじめた作業をやり遂げられるように介助しないこと
子ども扱い	父親や母親が子どもに接するかのように，認知症の人を子どもあつかいすること
おびやかす	脅したり，力ずくで，本人を怖がらせること

パーソンセンタードケア：イギリスの臨床心理学者トム・キッドウッドが提唱した「その人を中心としたケア」。疾患や症状ではなく，生活する個人を対象とするケア。

要素	定義
レッテルを貼る	本人とかかわるときに，例えば認知症などの枠にはめてつきあうこと
汚名を着せる	見捨てられた人間であるかのようにあつかうこと
急がせる	情報の提供や，選択肢の提示，作業の完成などをあまりにも早いペースで行うこと
主観的現実を認めない	本人の置かれている状況や経験（特に本人がどう感じているか）について，その人の主観的現実を認めないこと
仲間はずれ	本人を追い払ったり，物理的，心理的に排除したりすること
もの扱い	本人を感情のある人間ではなく，操作するモノであるかのようにあつかうこと
無視する	本人の目の前で，まるでその人が存在していないかのように会話や行為を続けること
無理強い	何かを無理やりやらせたり，本人の要望をないがしろにしたり，選択を無視したりすること
放っておく	注意を向けてほしいと言われたり，なにか要望を出されたりしても拒むこと
非難する	状況を理解する能力がないためにしてしまったことや，逆にしなかったことについて，その人を責めること
中断する	突然，本人の行動や思考を邪魔するように入り込むこと
からかう	変な癖や発言をばかにすること
軽蔑する	無能者だとか役立たずだとか言ったり，自尊心を傷つけるメッセージを送ったりすること

（トム・キットウッド：認知症のパーソンセンタードケア：新しいケアの文化へ．高橋誠一 訳．筒井書房，東京，2005，pp85-87．を参照し作成）

➡ 考えてみましょう

- 私たちの地域や高齢者ケアの場において，悪性の社会心理による言動を減らしたり，取りのぞいたりする方法について，何か考えられますか？
- 悪性の社会心理のうちのどれか，あるいはすべての要素を自分で確かめて，その具体例をあげることができますか？ また，こうした悪性の社会心理の行動の根底にある問題は何だと思いますか。

マイケル・バードは「ケア施設における認知症と苦悩」[3]の論文で，ケアを行う職員の言動のために入所者の苦しみがひどくなった例を数多くあげています。そ

のうち3つの事例はこの病気に伴う顕著な行動のある認知症の人の場合です。職員たちが「認知症の人たちは自分たちをわざと怒らせるためにやっている」と本気で信じ込んでいることに、バードは何度も驚かされたようです。認知症の進行している人は朝起きると、「さて今日はどんなずるがしこい意地悪をやって職員を困らせてやろうか」と1人で考えている──。そう職員たちは思っているのではないか、とバードは指摘しています。しかしながら、基礎的な行動修正スキルを学び、そうした行動にかかわる根本的な問題をつきとめることによって、職員がそのような行動とよりうまくかかわっていけると感じたこともわかりました。

3つのうち2つの事例では、職員が認知症の人の生きてきた背景を知って理解することで、その行動をずっと楽に容認できるようになりました。3番目の事例は介入しようにも手遅れだったケースです。ある高齢の女性は鎮静系の向精神薬でしっかりと抑え込むことになりましたが、向精神薬の副作用のため衰弱し、無気力になり、まもなく亡くなりました。これらの事例からはっきりとわかったのは、職員がどのように事態を捉え直すかが認知症の人への対応に大きく影響する、ということでした。パーソンセンタードケアとスピリチュアル回想法を組み合わせて使うことは、問題を認識して捉え直すひとつの方法です。

2. パーソンセンタードケア

パーソンセンタードケアは、先に説明した悪性の社会心理とはまったく逆のコミュニケーションおよび接し方です。その基本的な考え方は、「認知症の人はたまたま特別なニーズを持っているだけで、同じ人間として尊重されるべきだ」というものです。私たちは人を見るとき、以下のような項目について認識しながら、その人とその人の状態を一致させて考えます。

- その人らしい装い
- 集団の中での居場所
- ニーズ
- ただ人間であるということの価値
- 権利

パーソンセンタードアプローチの真髄は、私たちはみな、他者の中に何か新しい、創造的な、育む力を発見する能力を持っていると考え、そのような私たちと他者と

POINT ⑥
パーソンセンタードケアの本質は、関係性の強調にある。
すなわち、誰もが他者の中に新しい創造的なものを発見し、育てることができるような関係性である。

の関係性を強調していることです[15]。キットウッド[24]は、それが認知症の人とともにありつづけるための能力であると説明しています。その能力を発揮するには、認知症のケアで絶えず何かを"する（doing）"ことを手放し、そのかわりにその人とともに"いる（being）"ことに取りかかることが必要になります。

悪性の社会心理や、認知症の人を痛めつけるコミュニケーションでは、一連の特徴的な行動が見られましたが、その反対の、その人とともに"そこにいる"という考え方と、パーソンセンタードケアを推進するポジティブな行動も、たくさんあります。表2を見てください。ケアする人が次のような行動を行えば、認知症の人の存在を肯定することになり、その人の「よい状態」（ウェルビーイング）[註]を高めることができます。

表2 パーソンセンタードケア[24]

要素	定義
認めること	ケアする人がオープンで偏見のない態度を示し、ステレオタイプによってものごとを見る傾向がなく、個性を認め尊重すること
交渉	ケアする人が考える「するべきこと」をすべて退け、質問し、相談し、耳を傾けること
共同	ケアする人が権力を行使して強制しないようにつとめて自制すること。空間は、認知症の人が存分に行動するためにある
遊び	ケアする人が自由で創造的なありかたを活用できること
ティマレーション[註]	認知症の人が感覚を通して喜びを得ること。ケアする人も自分自身の感性を心地よく感じていること
祝福	日常のケアの作業の責任を越えて、ケアする人が生きる喜びに対して開かれていること
リラクセーション	ケアする人が認知症の人のニーズを前向きに判断し、ペースを落として、体と心を一時休めること
バリデーション[註]	ケアする人が自分の基準や視点を越えて、認知症の人に共感的な理解を広げること
抱えること（ホウルディング）	認知症の人がどのように苦しもうとも、ケアする人がしっかりとそばにいて、認知症の人を苦しめている感情に対応しつづけること
ファシリテーション	やさしく細やかな心遣いで認知症の人を助けること。言葉にならぬしぐさに反応し、認知症の人と一緒に意味を見いだしていく用意ができていること
（認知症の人による）創造的行為	認知症の人が自分からすすんで創造的な行為を行い、それをケアする人がコントロールするのではなく反応し、認めること
（認知症の人による）贈与	認知症の人が与えようとするものすべて（プレゼント、やさしさ、支えなど）を、ケアする人が謙虚に受けとること。慈善を施す人というような意識を持たないこと

（トム・キッドウッド：認知症のパーソンセンタードケア：新しいケアの文化へ．高橋誠一 訳．筒井書房，東京，2005，pp158-163．を参照し作成）

POINT ⑦
認知症の人はアイデンティティ喪失の危機に立たされる。なぜならば、アイデンティティは他者の適切な応答に依拠するものだからである。

「よい状態」（ウェルビーイング）：パーソンセンタードケアで、認知症の人にとって好ましい状態のこと。逆に、尊厳を傷つける状態を「よくない状態」（イルビーイング）という。

ティマレーション：ギリシャ語のティマ（敬う）とスティミュレーション（刺激する）をかけあわせた造語。介護ではマッサージやアロマセラピーなどによる感覚的な相互行為をしめすことが多い。

バリデーション：アメリカの高齢者ケア現場で開発された認知症の人とのコミュニケーション法。本人にとっ

> ### ➡ 考えてみましょう
>
> パーソンセンタードケアを実践してケアする人に求められる資質は数多くあります。まず，柔軟で，オープンで，気づかいがあり，思いやり深く，内面的にゆったりと構えている必要があります。
> - パーソンセンタードケアを行う者としての資質，行動には，ほかにどんなものがあるでしょうか？

3. よいコミュニケーションの原則

　認知症の人と初めて会ったときに，1対1でライフストーリー^{註)}を話してくださいと頼むと，「お話しするようなことなんかありません。ごくふつうの人間ですから」という返事が返ってきたりします。ところがその人のそばにすわって，耳を傾けるのに値する存在であると肯定すると，その人のストーリーが自信とともに少しずつ現れてきます。人の話を聞くということは，その人を1人の個人として認めることです。よいコミュニケーションは，パーソンセンタードケアをさらに効果的にします。認知症の人は自分のアイデンティティを失うような危機に瀕していますが，それはアイデンティティが他者からの適切な反応にゆだねられるものだからです。認知症の人が話しているのに，反応しなかったり，無視したり，けなしたりすることは，認知症の人は価値がないと暗に示していることなのです[8]。

　特に認知症の人にかかわる際に求められる，よいコミュニケーションを下記にまとめました。

> **＜よいコミュニケーションの原則＞**
> ・決められた課題をこなしつつ，社会的な交流をしっかりと行う
> ・その人が感じている自分らしさ（アイデンティティ）と自尊心をサポートする
> ・お互いが聞いて話すような，双方向のやりとりを保証する
> ・どのようなコミュニケーションにおいても，気づかいと思いやりの態度が含まれるように自覚する
> ・上記のような大きな目標を達成できるよう，十分に時間をかけてコミュニケーションを行う

ての現実を否定したり矯正したりせず，共感を持って接するためのテクニックを提示する。心理療法で古くから使われていたが，ナオミ・ファイルが認知症に適用した。

ライフストーリー：その人が自らの記憶をたどり，時には語りながら，紡ぎ上げる人生の物語。

キリックとアラン[20]は，認知症の人と交わるときのコミュニケーションスキルの大切さを説いています。認知症の高齢者グループとコミュニケーションするときには，認知症の人のライフストーリーについて知っておくこと，口をはさまずにただ聞くこと，質問しにくいと思っても聞いてみるリスクを負うこと，などのすべてが重要な課題になります。ジョン・キリック[註]が，認知症の人に特有のコミュニケーション上の課題を指摘していますので，そのいくつかをここで紹介します[20]。

> ジョン・キリック：John Killick, イギリスの著述家。高齢者介護施設で暮らす認知症の人の言葉を聞きとって作った詩を発表している。

<認知症の人に特有のコミュニケーション上の課題>
・言葉を正しく組み合わせたり，発音したりできない
・ある音になるとつかえてしまい，その音をくり返してしまう
・"あたかも話しているかのように"声を出すが，言葉が聞き取れず，何を言っているか理解できない
・適切な言葉をみつけられない
・まちがった言葉の使い方をする
・代名詞（彼，彼女，それ）を混乱し，間違って使う
・あいまいでよくわからないことを話す
・同じことをくりかえし主張する
・ふつうの言葉で話すが，文の構造がおかしいので，文意もおかしくなる
・話す力の減退が進行し，ついにはまったく話せなくなることもある

➡ 考えてみましょう

- このようなコミュニケーションの難しさをひとつでもかかえている認知症の高齢者は，あなたが知っている中で何人いますか？
- コミュニケーションを促し，こうした難しさを軽減するために，あなたが経験を積みながら見つけたコツは何かありますか？

> デヴィッド・スノウドン：David Snowden, アメリカの神経病理学者。678人の修道女を対象に加齢とアルツハイマー病について追跡調査した「ナン・スタディ」で知られる。

デーヴィッド・スノウドン[註]はおもしろい話を紹介しています[31]。妻に対してほとんど話すことがなくなっていた認知症で高齢の男性が，ある研究でインタビューされたとき，自分の"気持ち"についてたずねられると，とてもおしゃべりになったというのです。

むこうの部屋から突然，夫の声が聞こえてきたときの彼の妻の驚きようといった

らありませんでした。この男性が研究者に語ったことのひとつは，「もう誰も聞いてくれなくなったから，話さなくなった」というものでした。

　ゴールドスミスは，聖職者が認知症の高齢者を訪問する際に考えたいコミュニケーションのコツを提示しました[15]。それは認知症の人とかかわるすべての人が応用できるものです。

> **＜コミュニケーションのコツ＞**
> ・会話を急がない。認知症の人とやりとりしていて会話をせかすと，きまって逆効果になる
> ・会話に集中する。ストレスや怒り，あせりなどは脇に置いておかないと，認知症の人はあなたの身ぶりからそのサインを読み取ってしまう
> ・相手があなたの存在を確かめる時間を与える
> ・沈黙することを許す（これについては後に記述する）
> ・自己紹介で，あなたの名前と，あなたとその人の関係について伝える
> ・認知症の人がどう感じているかを注意深く見る。拒否されても自分が拒否されたと受け取ったりせず，別の機会にまた会うようにする
> ・認知症の人と同じ目線で話し，上から見下ろさない
> ・アイコンタクトはしっかり行うが，凝視しない
> ・ゆっくりとわかりやすく話すが，見くだした言い方にならないようにする
> ・あなたが言ったことを理解してもらうための時間をとる。認知症の人の場合，話を聞いてから自分の中で処理して理解するまでに5倍の時間がかかる
> ・複雑で長い文章は使わないようにする。ひとつの文章にひとつの考えだけを言う
> ・「何がしたいですか？」という聞き方ではなく，選択肢を与える
> ・触れることを怖がらない
> ・長い沈黙を怖れない
> ・認知症の人が答えなくても，理解していないということではない

　沈黙はコミュニケーションにおける強力な道具ですが，そのような考え方は高齢者ケアではあまり見かけません。ためしに，1分間静かにすわって，まわりの雑音に耳を傾けてみましょう。高齢者ケア施設では沈黙はほとんどありません。にもかかわらず，認知症の高齢者は，施設の時間の大半をただ黙って誰とも交わらずに過ごしています。"あまりにも静かに"反応する認知症の人に話しかけていると，ど

うしても間を埋めたくなってしまうものです。しかし沈黙を許すためには，まず私たちが話すのをやめなければなりません！　私たちが間を埋めようと話すのには，多くの理由があります。黙りこんでいる時間は気まずく感じられ，自分の言ったことを相手は理解していないのではないかと思い，沈黙がずっと続くと怒りたくなったりさえします。グループワークでのファシリテーターの役割は，沈黙がどんな時に強力な道具になるかを理解し，沈黙が起きることを許し，沈黙が起きても"困った"と思ったりしないことです。ジョン・キリック[20]はスタークマンを引用し，私たちは「だまってすわること」を学ぶべきだと主張しています。

　キリックは，沈黙する理由を数多くあげています。ファシリテーターも，認知症の人とコミュニケーションする人も，沈黙を意識し，その裏に隠された意味に気づかなくてはなりません。

・考えている証としての沈黙

　認知症の人は，自分の考えをまとめあげて答えるのに，時間と空間を必要とします。途中で邪魔をすると，コミュニケーションが損なわれかねません。

・かかわりの欠落の証としての沈黙

　その人は会話しないことを選んだのかも知れません。他の機会にしたほうがよいでしょう。

・かかわらないことの証としての沈黙

　その人は交わることをやめようと決めたのです。

・非言語（ノンヴァーバル）のやりとりのための沈黙

　手を握ったり，アイコンタクトをしたりするなどの非言語のやりとりの最中に黙ることがあります。言葉を組み立てるのがとても困難なため，認知症の人では，とりわけそうなってしまうのかもしれません。

・言語の困難の証としての沈黙

　言語能力が低下したために言葉による返答ができないようならば，ファシリテーターはそのことをやさしく確かめてから，手助けを申し出てもよいでしょう。

・活動の一部としての沈黙

　話をするかわりに何かをしているので沈黙しているのかもしれません。認知症の人はひとつのことをするのにも，非常に集中しなければならないことも覚えておきましょう。

・強い感情としての沈黙

　認知症の人は，感情で胸がつまったようになり，本当は感じている強い感情を表現するための言葉が出ないことがあります。

> ### 考えてみましょう
>
> ● あなたがケアを行った経験の中で，沈黙がとりわけ重要だったことはありますか？
> ● あなたの日常のやりとりで，沈黙が最良のコミュニケーションだと思ったことはありますか？

4."お年寄り言葉"

　"お年寄り言葉"は，高齢者に対して使われがちな，人を見下したようなものの言い方のことです。例えば，声のトーンを上げたり，高齢者には理解力がほとんどないかのような口調で話しかけたりすることなどがあります。認知症の高齢者であれば，なおさらこのような話しかけられ方をするのではないでしょうか。研究プロジェクトのスピリチュアル回想法グループで録音した会話を聴くと，興味深いことに，ファシリテーターの話し方のスタイルによって，参加者の反応が違うことがわかりました。ファシリテーターが一度にひとつだけ質問し，参加者が考え，理解し，答える時間を与えた場合には，グループの返答はより長く，より多くなりました。参加者を名前で呼び，話してもらうようにそのつど促すのも効果的でした。スピリチュアル回想法を長く続けているグループでは，参加者同士が慣れてくると，お互いに自発的に反応し，お互いを認めて，冗談を言い，質問し合うようになりました。ファシリテーターの効果的なコミュニケーションスタイルによって，参加者はお互いの関心事をつぶしあうことなく，うまく話し合うことができたのです。(本書の最終章では，よい対話例を数多く紹介して，ファシリテーターの質問に対する回答例も紹介しています)。これとは別のコミュニケーションスタイルでは，ファシリテーターが長く多く話しすぎてしまい，参加者は一言しか話さなかったり，短い文章で答えるだけになったりしたこともありました。また，いくつかのグループのやりとりでは，セッションのある部分を行うときに，参加者の洞察力に反して，ファシリテーターの側の問題点が見られたこともありました。

　次のコミュニケーションのやりとりは，そのようなファシリテーターの問題点と参加者の反応の経過を示したものです。

●あまりよいとは言えないコミュニケーションのパターン（すべて仮名）：

ファシリテーター：　ではこれから，再び小さなディスカッション・グループになります……

（それに続くやりとり）

ファシリテーター：　全部自分でやるんですか，ジョアンさん？
ジョアン：　そうです
ファシリテーター：　ジョアンさんは本当にかしこいご婦人ですねえ，みなさん

　上の言い方は子どもに対するものの言い方の例です。この会話では，ファシリテーターは言葉を聞き違えていて，会話がずっと先に進むまでそのことに気づきませんでした。参加者の1人が「祈る」(pray) と言ったのを，ファシリテーターは「遊ぶ」(play) だと思っていたのです。

　次の対話例では，激怒している感じさえありました。

●「怖れと心配」という話題での会話

ファシリテーター：　はいそうですか，こわい気持ちや心配をがまんすることですね。みなさんはもっと食べたいと思いますか？　そんなときは，もう1枚食パンをください，と言いますか？
ベリル：　ええ。
ファシリテーター：　普通はそうしますよね。他に，みなさんがこわいとか，心配だと思うことはありますか？
ベリル：　なんにも心配しないで，来るものは受け入れて，つきあいます。
ファシリテーター：　へえ，どうつきあうんですか？
ベリル：　そうすべきように，つきあうのよ。
ファシリテーター：　そうですか，でも，どうやってつきあうんですか，ベリルさん？
ベリル：　だからあなたと話すのと同じようにするのよ。

　最後の一言から，このコミュニケーションにおいては，参加者に洞察力がある反面，ファシリテーターにはあまり洞察力がなく，少し見下した聞き方をしたことがわかります。

　この対話から，認知症の高齢者グループのファシリテーターには，高いレベルのスキルが求められることがわかります。ただ，実際にこの例のファシリテーターと参加者グループの対話の多くの部分はすばらしいもので，よいコミュニケーション

スキルが大切であること，効果的なコミュニケーションをすれば認知症の人がどう反応できるのかを示してくれたということを，ここに明記しておきたいと思います。

D. 認知症の人と回想法を行うときの注意

回想法については多くの人が定義づけをしていますが、基本的には過去を振り返るプロセスです。その過去とは、ひとつの記憶、あるいは一連の記憶の集まりから成り立っています[12]。回想法は1960年代の初めにロバート・バトラー[註]が「ライフレビュー[註]」として最初に提唱しました[6]。バトラーはライフレビューを、死を意識することによって起こるごく自然なふり返りのプロセスの一部であると考えました。それは懐古の念（ノスタルジー）や、軽い後悔、語り（ストーリーテリング）の形となって現れることがあります。また後悔の念から、不安や抑うつ、絶望が生じることもあります。そこでライフレビューは、ストーリーを語ることを通して、その語り手が自分の生きる意味や目的を深く理解するに至るよう助けます。

多くの場合、ライフレビューでは、その人が成しとげた業績をふりかえり、過去の間違いを正し、敵と和解し、死ぬ準備をする機会を提供します[6]。一方でバトラーは、このようなライフレビューはしばしば否定的に捉えられていると感じていました。なぜならば、高齢者は、過去に思いをはせるのは「過去に生きることで、自分にとらわれすぎていること」だと、教え込まれてきたからです。バトラーはそのような考えに反論し、ライフレビューは自然治癒のひとつの過程であると主張したのです。最近では、家族史や郷土史、口承史（オーラルヒストリー）を維持するだけでなく作り上げていくという考え方が多く出されるようになってきています。回想は否定的ではなく肯定的な営みとして見られるようになり、教育的、社会的、レクリエーション的、セラピー的な価値のある活動として認識されています[12]。

> **➡ 考えてみましょう**
>
> ● あなたが自分のライフストーリーを語るならば、その中に入れようと思うできごとを5つあげてください。また、その中に入れたくないストーリーは何ですか？
> （考えるだけにして、人に発表しないでください）[19]

ライフストーリーを語ることは、ただ単に回想するのと同じことだと理解されてきましたが、ウェブスターとヘイトはライフレビューと回想法の各概念に区別をつけました[33]。回想法にはほとんど構造がなく、記憶が呼び起こされるがままに、

ロバート・バトラー：
Robert N.Butler, アメリカの精神科医。回想法を提唱した。

ライフレビュー：
日本語の「回想法」に対応する原語には、reminiscenceとlife reviewの2つがあるが、本書では、前者を「回想法」、後者を「ライフレビュー」と区別して表記する。

ひとつのできごとから別のできごとへと飛びうつっていくのに対し，ライフレビューはもっと順序よくならんだ構造のある物語の語りで，ストーリーの細部がより詳しくなる傾向があります。彼らは，回想法はライフレビューの小さな一部分に過ぎないと主張しましたが，どちらも過去を思い出すための方法なのです。

　回想法に関する文献が増えるにしたがい，この方法は高齢者が前向きに楽しんで記憶を思い出せるように使うのが一番いいのではないかとか，幼年期の否定的な記憶を回想するのはやめたほうがいいのではないかなどの議論が行われました。ここでエリクソン註)の心理社会的発達段階のモデルを考慮に入れるならば，すべての人生経験を含めることが適切でしょう。エリクソンのモデルの最終段階で起こるとされる「統合性 対 絶望」の葛藤を通して，人は幼年期の経験をふりかえり，捉え直せるのかもしれません。実際に，初期のネガティブな記憶を思い出し，もう一度体験することで，その後の人生で自我の統合が進む可能性があります。

　よくない思い出やいらだたしい記憶の存在を否定してしまうと，その人が人生の後期で，心理社会的にまた精神的に成長しようとするのを妨げることになりかねません。このような視点から，コールマンは高齢者が和解を行う方法を調査し，回想法は語り手と聞き手の双方に恩恵をもたらすとしました。ただし，つらい記憶については明らかにそれに反する場合もあります[7]。1960年代のバトラーの初期の業績に反して，ライフレビューでは癒しと和解を行う部分がないがしろにされていると，コールマンは指摘しています。

　コールマンは高齢者と第二次世界大戦の戦争の記憶に関する研究の中で，やっかいな記憶が統合されないままで残っている場合は，そのもととなる経験を「分類し，理解して」明確にすることによって，「苦しめる力を失わせる」ことが必要だとしました[7]。さらに「成功」しているストーリーの特徴とは，過去，現在，未来の間で，和解と調和という課題への取り組みがなされていることであると説明しました。

　フェイス・ギブソンは，高齢者に対して回想法を使う価値とその実用性について幅広く書いています[13]。高齢者の生活の質を向上させるため，彼女は過去30年にわたりライフストーリーと回想のあらゆる要素を実践してきました。ギブソンは回想法の利点について，次のように主張しています。

エリクソン：
Erik H. Erikson
(1902-1994)，アメリカの精神分析学者。心理社会的な視点から人生を8段階に区分し，各期の発達課題を設定した。
Ⅰ乳児期：
基本的信頼 対 不信
Ⅱ幼児前期：
自律性 対 恥・疑惑
Ⅲ幼児後期：
積極性 対 罪悪感
Ⅳ児童期：
生産性 対 劣等感
Ⅴ青年期：
同一性確立 対 同一性拡散
Ⅵ前成人期：
親密さ 対 孤立
Ⅶ成人期：
生殖性 対 自己没頭
Ⅷ成熟期：
統合性 対 絶望

＜回想法を行う利点＞
・一貫性および連続性の感覚を促す
・社会性を促し，新しい関係性を開く
・個人のアイデンティティを確認し，自尊心を高める
・ライフレビューのプロセスを助ける

- ケアの関係性の本質を変え，職員の成長に貢献する
- 現在の機能のアセスメントを助け，ケアプランを伝える
- 高齢者の知識，価値，知恵を伝え，その証人となるように助ける

興味深いのは，回想法はケアを行う人と高齢者の両方の役に立つとしている点です。スピリチュアル回想法のプロジェクトでは，回想は確かに高齢者ケア施設内の人間関係作りを促し，助けていることがわかりました。また回想を通して語られたストーリーによって，ケアする側と入所者はお互いの理解を深め，両者のケア関係が強まりました。バード[3]が説明したような悪性の社会心理の状況（C. コミュニケーションについて 参照）も，ケアする人と入所者の相互理解が深まるにつれて減っていくかもしれません。ケアする人が入所者を個人として知れば，入所者に対する見方が変わり，ケアの提供のしかたも変わります。クリスプ[8]は"入所者（自身）のアイデンティティ"が大変重要であると指摘しましたが，その入所者の語るストーリーに耳を傾けることで，その人のアイデンティティがケアする側にもわかるようになりました。そのような理解があってこそ，私たちはケアにおけるパートナーとなることができるのです。

POINT ⑧
入所者を1人の個人として知るようになると，その人への見方が変わり，ケアのしかたも変わってくる。

➡ 考えてみましょう

- ＜回想法を行う利点＞のリストにつけ加えたいことはありますか？
- 入所者に対してもっと効果的なケアを行うために，あなたは回想法をどのように活用しますか？

ギブソン[13]は，認知症の高齢者と回想法を行う際の一般的なガイドラインを提示しました。このガイドラインはスピリチュアル回想法のグループを作る場合も同じように重要になります。

＜回想法実施のためのガイドライン＞
- 一貫したアプローチを保ち，時間をかけて信頼を築く
- お互いの喜びと楽しみを強調する
- ペースを落とし，（高齢者が）答えを出して伝えるための時間をとる
- 手をさしのべ，つながりを作り，維持できるようにイニシアチブをとる
- 気分，活気，興味の変化を読みとり，対応する

- 小道具を使うなら，その人の経験や過去に興味があったことに一致させる
- 非言語的な動きを強調する
- ストーリーは疑うよりもまず信じ，自分の判断を保留する
- 象徴的な会話を読み解く努力をする（意味がすぐにはわからない言葉を使うことがあっても，それが話し手にとって何かを象徴している場合がある。キリックは，『サルのパズル』という詩で，ある認知症の人が薬を配る看護師を"サル"と呼んでいたという例を紹介している。何か表現したい意味があっても，その言葉が出てこないために，このようなことも生じうる）
- ストーリーの真偽を問うことはさける
- その人が語るストーリーの気持ちの部分に対応する
- 認知症の人の世界に入りこみ，その人の経験を認められるように，心の準備をする
- アプローチに対して柔軟になり，さまざまに変えられる用意をしておく
- 回想法をそれ自体で使ってもよいが，創造的な芸術活動を行うためのパスポートとして使ってもよい
- つねに同意を求め，敬意を表す

1. 回想法における障害

　高齢者がストーリーを語る上で障害となるものがあります。まず，聞き手が誰もいないことです。高齢者ケア施設では，職員は忙しさのあまり，ストーリーを分かち合うことから遠ざかっているようです。コールマンが行った入院中の高齢者を対象とした研究[7]では，30パーセントの人が自分の人生を語りたいと思いながらも，誰もよろこんで聞いてくれる人がいないと感じていました。認知症の高齢者のためのスピリチュアル回想法グループに関する最近の研究によれば，最初の個人インタビューでは，参加者の多くが，話し合いに参加しても自分は何も役に立たない，と感じていました。自分の人生は"ごくふつう"だからわざわざ話す価値はない，というのです[28]。彼らがなぜ自分のライフストーリーの価値をそんなふうに見なすようになってしまったのかを考えてみるのは興味深いことです。入所者の中には，ストーリーを分かち合う機会がなかったためなのか，自分のストーリーを忘れてしまったかのように見える人たちがいました。また，過去と現在のつながりが理解できていない人もいました。さらに，トラウマになったつらい経験を，自分の意識から追い出そうとしている人たちもいました。その認知症の高齢者が「話すことなど

何もない」と言う大きな理由は,「自分と一緒にすわって,興味をもって話を聞いてくれた人が1人もいなかった」からです。私たちの研究では,「話すことなど何もない」と言った高齢者の多くが,自分のストーリーを大いに分かち合ってくれました。話を聞いてくれた人が1人もいなかったというのはまさに事実でした。

　時として,ファシリテーターが身につけたスキルそのものが邪魔になることもあります。沈黙にかかわる課題と,沈黙がやりとりに及ぼす影響については本書ですでに説明しました。回想法グループを行うとき,ファシリテーターは沈黙についてよく気づいていて,沈黙が起こることも認めなければなりません。そうすれば,参加者は自分の会話をゆっくりと最後まで終わらせることができます。また,いくつもの選択肢を与えるような複雑な質問は,回想の邪魔になり,参加者の回答の妨げになるおそれがあります。

➡ 考えてみましょう

● 純粋に回想という視点から,あなた自身のライフストーリーについて考えてみましょう。年を取るごとに,あなたのライフストーリーはどのように変わっていくと思いますか?

E. スピリチュアル回想法とは

　スピリチュアル回想法は，生きることに意味を与えるものや喜びや悲しみをもたらしたものに重きを置きながら，ライフストーリーを語る手法です。この方法を行う過程では，怒りや罪悪感，後悔を引き起こしたできごとが見つかるかもしれません。高齢になってからそのような問題とむきあうことで，原因となったできごとを捉え直し，自分の人生の意味について新しい理解を得られるようになることもあります。スピリチュアル回想法では，参加者が今現在の生きる意味を見つけられるように援助します。また，大切な人間関係を失う，自分でできないことが多くなる，などの高齢期の人生の変化に対しては，それらを受け入れる戦略を作り出していきます。認知症の人に対して，人生の終焉が近づく中で抱えている怖れ，希望，期待などを語る機会を与えます。信仰を持っている人であれば，人生の旅路における神や信仰の共同体の位置づけをふりかえりながら，精神的な成長を手助けします。スピリチュアル回想法の成果には，超越感とつながり，萎えていく自分に希望を見出せるようになることなどがあります。

　最近終了した研究プロジェクト[28]では，スピリチュアル回想法グループに長期間参加した認知症の高齢入所者の行動に，著しい効果があったことが明らかになりました。高齢者介護施設に入所している認知症の人137人に参加してもらい，6週間から6ヵ月間，小グループに分かれてスピリチュアル回想ワークを行い，スピリチュアル回想法にもとづいてファシリテーターが話し合いを進めました。この結果をデータで見ると，6ヵ月間スピリチュアル回想ワークを行ったグループの参加者は，プロジェクトの終了前に，行動と人との交わりの双方において統計的に確かな向上が確認されました（人との交わりについては約16週〜18週目ではっきりと現れました）。また，プロジェクト終了後もひきつづき会うことを決めたグループがいくつか現れました。そのようなグループでは，参加者の中で新しい関係が生まれ，ケアを受けている高齢の参加者の生活が向上したのです。

1. スピリチュアル回想法グループの実践

　ファシリテーターは数多くの役割をこなしますが，グループを指導したり，指揮したりするのではなく，むしろ導き，支え，認めることを行います。中でも一番大切な役割は，グループのニーズに注意して，各参加者の一番よいところを引き出す方法を見つけることです。

POINT ⑨
スピリチュアル回想法は，生きる意味を与えるものや，人生に喜びや悲しみをもたらしたものに重点を置いて，ライフストーリーを語る手法である。

> ・グループの参加者が分かち合う時間を十分にとる
> ・体の動き（ボディランゲージ）を適切に解釈する
> ・参加者1人1人の発言に敬意を表する
> ・おとなしい参加者にも発言を促す

グループでの時間は，各参加者が分かち合うためのものであり，ファシリテーターがみんなを楽しませる時間ではありません。ファシリテーターのスキルは，グループを心地よい状態に保ちながら，参加者をより深い分かち合いへと誘うことです。ファシリテーターは，いつでも参加者の話を聞けるように体勢を整えておかなければなりません。そして必要であれば参加者に振り返らせながら，問題をはっきりさせます。その時には参加者のニーズに導かれていくようにしましょう。各週ひとつずつ話題が割りふられていますが，グループの中で何かテーマが出てきた場合には，それについて柔軟に時間を使います。用意したすべての質問に答えさせようとして焦らないようにしましょう。

ファシリテーターは「その人らしさ」（パーソンフッド）註）という考え方によくなじんで，悪性の社会心理につながる行動を識別できるようにならなくてはなりません。さらに，パーソンセンタードケアを促す行動の諸要素や，回想法の活動を進めていく際のガイドラインについてもしっかり把握することが必要です。

ファシリテーターは自分自身のスピリチュアリティについて自覚し，スピリチュアル回想法で出されるような質問に対して，自分自身が違和感がないようにしておかなくてはなりません。

> ・あなたに一番生きる意味を与えていることは何ですか？
> ・あなたにとってスピリチュアリティとはどんな意味ですか？
> ・あなたがうれしくなること，悲しくなることは何ですか？
> ・あなたに喜びをもたらすものは何ですか？
> ・あなたが人生の終着点に至ったとき，何を期待しますか？

グループでは神や宗教についての質問もしますので，ファシリテーターはそのようなテーマについての話し合いがうまく進められるように，自分自身のスピリチュアリティについて違和感のない状態であることが求められます。実際に私たちの研究に参加していたあるファシリテーターは，研究者の助言により，グループのファシリテーションを辞めることを決断しました。彼女はこの仕事の重要性を感じては

POINT ⑩
ファシリテーターのスキルは，グループ全体の心地よさを保ちながら，各参加者をより深い分かち合いに誘うことにある。

パーソンフッド：「その人らしさ」。パーソンセンタードケアの中核となる概念。

いましたが，宗教について他の人と話すことに違和感があったのです。

　グループワークの大切な第一歩は，ファシリテーターが参加者に敬意を表すことと，人生の旅路のそれぞれの地点にいる参加者と出会いたいという気持ちを持つことです。この小グループで使われるスキルは援助職の人がよく用いるものですが，まずはしっかりと話を聞き（アクティブリスニング），真の意味で参加者とともにいるということです。グループの参加を促すための効果的なファシリテーションのテクニックには，適切な自由回答形式の質問を投げかけることや，1人1人が答えを考えている間の空間と沈黙をそのまま認めることなどがあります。また，参加者の言葉をわかりやすく言い換えること，無条件に受け入れること，的を絞りながらまとめ上げていくスキルなども含まれます。

　小グループのファシリテーターをやってみたいと思う人は，まずライフレビューを経験しておくことが大事です。実際に自分でやってみなければ，そのプロセスのよさを評価することはできません。スピリチュアル回想法では，記憶に残っているできごとをただ説明するのではなく，そのようなできごとや経験の持つ意味に焦点を当てるのが一番よいやりかたです。それによって会話が深まり，人生の意味をふり返って考えられるからです。スピリチュアル回想法は，老いにかかわるスピリチュアルな作業のひとつであり，人生の旅路の重要な一部分であるわけですから，単なるアクティビティではなく，それ以上のものです。

2. スピリチュアル回想法の小グループのプロセス

　ファシリテーターがグループとして効率よくかかわれるのは8名までですが，補聴器をつけている人や，認知機能に問題を抱えている人，集中力が落ちている人がいるならば，人数を減らしたほうがよいでしょう。認知症の人を対象とする場合は，同じ程度の認知機能をもった人たちをひとつのグループにすると，一番うまくいきます。認知機能を評価するのにMMSE註)を行うのもよいでしょう。ただしMMSEは，話し合いに参加して自分の意見を述べる能力が評価されるものではないようですので，MMSEの結果に加えて，あなたがその人について知っていることを組み合わせて，入所者のレベルを評価するのが最良のやりかたかもしれません。コミュニケーションが困難な人と行う場合には，ひとつのグループを2, 3人だけにしても十分でしょう。

　長期間スピリチュアル回想法を行ったグループでは，グループ内のコミュニケーション能力が向上することがわかっています。私たちは6ヵ月間行ったグループの研究結果を見ながら，参加者同士のやりとりがどのように増えていったかを追跡し

POINT ⑪
スピリチュアル回想法では，単に過去のできごとを思い出して叙述するよりも，そのできごとや経験の持つ意味に焦点を当てるのが一番よい。

MMSE：Mini Mental State Examinationの略で記憶力や判断力を調べる神経心理検査法。日本では改訂版長谷川式簡易知能スケール（HDS-R）もよく使われる。

てみて驚きました。MMSE の得点では示されないようなレベルのコミュニケーションが，そこではひんぱんに起こっていたのです。

　グループセッションは，その日に選んだ話題によって 30 分〜1 時間まで行うので，セッション時間に幅が生じます。また，参加者の信仰や神との関係について探求するセッションでは，ファシリテーターが信仰の問題を話すことに対して違和感がないことが重要であることもわかりました。ファシリテーターが居心地の悪さを感じていると，それははっきりと参加者に伝わります。認知症の人たちのグループであればなおさらのことです。

> ## ➡ 考えてみましょう
>
> この質問は第 1 章ですでに出しましたが，もう一度，答えてみましょう。この本をここまで読んできて，あなたの答えに変化はありましたか？
>
> ● スピリチュアリティについて他の人と話すのは，あなたにとってどのぐらい自然なことですか？
>
> 先に進むまえに，あなたのスピリチュアリティの核となる部分について探ってみましょう。下の質問によく考えて答えてください。
>
> ● あなたの人生に最も意味を与えているものは何ですか？
> ● これまでの人生をふり返って，
> 　・楽しかったことは何ですか？
> 　・悲しかったことは何ですか？
> 　・喜んだことは何ですか？
> 　・何か後悔はありますか？
> 　・将来へのおそれはありますか？
> ● あなたの人生で一番大切な人は誰ですか？　一番大切なものは何ですか？
> ● あなたにとって大切な宗教，またはスピリチュアルな実践はありますか？
> ● 異なる文化や信仰の人，また宗教を持っているかどうかわからない人に対して，スピリチュアルケアを行うことをあなたはどう感じますか？

3. スピリチュアル回想法を行う場所

　雑音や邪魔になるものが最小限に抑えられる静かな場所が必須です。いつも決まった場所で行うようにすると，参加者もその環境に慣れることができてよいでしょう。高齢者ケア施設はとても音がうるさいことがあり，入所者が他の入所者の話を集中して聞くことは困難です。私たちがファシリテートしたグループのひとつは施設の改修中に行われたのですが，参加者がしっかりとグループにかかわるようにするのに，それは大変な苦労をしました！　耳が遠い参加者には補聴器をつけてもらうことを忘れないようにしましょう。そのような参加者にファシリテーターの近くにすわってもらったら，理解と発言を促す助けになったこともありました。

　グループが集まるタイミングも重要です。同じ時間帯に同じ施設内の同じ場所で行うことが大切で，参加者が行きたくなってしまうような他の活動が行われていない時間帯でなければなりません。施設内の外出行事，音楽，その他の活動などとのやりくりをつけるのは難しいことですが，毎週できるだけ同じような時間に会うようにすれば参加者は集まりやすくなります。実際にある高齢者ケア施設で長期間行ったグループの参加者たちは，はじまる時間がわかっていたようで，毎週その時間になるとスピリチュアル回想ワークをやろうと，自ら進んで集まる場所にやってきました。他の活動では，このようなことはめったに起きないことです。

4. 6週間完結の質問のサイクル

　本書で紹介するスピリチュアル回想法グループで話し合う話題は，筆者の"老いへのスピリチュアルタスクモデル"（2001年）にもとづいて，リンケージ財団基金のプロジェクト（2002～2005年）で使用したものです。24週間かけてこれらの話題を繰り返したところ，グループで最大の反応が得られたことが明らかになりました。各グループが成長するにつれて参加者の間には信頼感が育ち，また質問を繰り返すことでより多くの情報を提供できるようになって，分かち合いは増加しました。

　6週間のスピリチュアル回想法のグループセッションは，大きな質問からなる連続する6つのテーマを使って進められます。次の章で紹介するのは，各週のセッションで使用する質問の概要です。この中には，筆者のスピリチュアル回想法グループに関する研究[28]で録音し書き起こした対話もいくつか入っています。参加者の回答は豊かな意味に満ちています。24週間のプログラムでは6週間で完結する質問を4サイクルくり返しますが，私たちの研究では，このプログラムの実施期間中に参加者の行動に人との交流の面で変化が生じ，時間の経過とともにその変化はさ

らに大きくなっていきました．参加者は前回のグループセッションで自分たちが質問に答えたやりとりを覚えていました．この事実は，認知症の人は"最近のことは思い出せない"という通説と相反するものです．

次のやりとりはスピリチュアル回想法で行った主な質問に対する発言の例です．発言者の名前はすべて仮名にしてあります．みなさんも"スピリチュアル回想法"の形式を見つけてみてください．

5. スピリチュアル回想法

次の章に書かれている参加者の発言を読む際に，彼らが全員認知症であり，1人では生活できない人たちであることを念頭に置いてください．興味深いのは，多くの場合，ファシリテーターが仲介するよりもむしろ参加者同士がやりとりしている点です．観察記録を見ると，参加者同士はお互いに触れあい，存在感を示しながら，互いを補って答えていた様子が記されています．

6. 覚えておきましょう

- グループの参加者の背景について正しく把握しておく
- セッションの準備をしておく（記憶を呼び起こすための小道具や情報など）
- グループで集まる場所を確保し準備する
- 施設の他の人たちに，グループセッションの開催と日程の了解をきちんととる
- グループ内では十分に対応できない問題について，参加者がチャプレン[註]やカウンセラーともっと話したいという場合には，そのように希望する参加者が援助を得られるようにする

チャプレン：施設つきの牧師・司祭．

F. スピリチュアル回想法の実際

　本書の付録には，6週間で完結するプログラムの例と推奨する質問例が載っています。一番上手な導入方法は，一度にひとつの話題を出し，参加者1人1人が順番に発言する機会を得てから，次の話題に移るというやりかたでしょう。コミュニケーションが大変困難な参加者の中には，セッションで先に出した質問に対し後になって答えてくる人もいますから，とにかく参加者の答えをしっかりと聴くことが大切です。

第1週目：人生──生きることの意味

　この週は，まずグループになってお互いを知ることが重要です。グループワークを始める前にインタビューした時には，「話すことなど何もありません」と答えた認知症の人たちも，ひとたびグループに入ると，ほとんど全員がみごとに発言してグループに貢献しました。

　最初の週はとても大切な質問から始まります。「あなたが今生きることに一番大きな意味を与えているものは何ですか？」という問いです。私たちの経験では，認知症の人だからといって，この質問がむずかしくて理解できなかったり，答えられなかったりすることはありませんでした。参加者から答えを引き出そうとして，「何のおかげで毎朝起きられますか？」という聞き方をしてみたファシリテーターもいましたが，このような問いかけは文字通り受け取られてしまうことが多く，参加者たちは朝食について話してしまいました！

第1週目の質問
- あなたが今生きることに一番大きな意味を与えているものは何ですか？
  さらに次のような質問を続けてみましょう。
  ・あなたの人生で一番大切なものは何ですか？
  ・あなたが今生きていられるのは何があるからですか？
  ・人生は生きるに値しますか？
  ・人生が生きるに値するならば，それはどうしてですか？
  　また，生きるに値しないならば，それはどうしてですか？
- あなたの人生をふりかえってみて，
  ・よろこびとして思い出すのは何ですか？

- 悲しみとして思い出すのは何ですか？
- 今のあなたが生きることに一番大きな意味を与えているものは何ですか？

(以上の問いかけから引き出された実際の対話例を次に紹介します。)

実際の対話例 1

ファシリテーター：	今日はふたつ質問があります。ひとつめは，今のあなたの人生に一番大きな意味を与えているものは何ですか？
ボブ：	体の不調とか，痛みとか，手術とか，そんなことがまったくなく生きられることかな。
ジョー：	ぼくの意味は，なんとかここまで人生をやってこられたことが自分でわかってることだな。何が起きているか，何があるのか，ちゃんとわかっていること。それがいいことなら結構だがね。
ファシリテーター：	じゃあ，ジャネットさん，今のあなたの人生に一番大きな意味を与えているものは何ですか？
ジャネット：	子どもたちと孫たちでしょうか…また1人赤ちゃんが産まれる予定なんです。

実際の対話例 2

ファシリテーター：	今，考えている質問はそれですよ。一番大きな意味。今のみなさんの人生に一番大きな意味を与えているものは，いったい何でしょう？　みなさんがやっていけるのは，何のおかげですか？
ジェームズ：	友情だな。うん，友情だと思うよ。
アイビー：	家族より大切なこともよくあるしね。
ベリンダ：	ええ，人生は絶対に生きる価値はあると思うわ。人生は多くの意味で闘いだけど，それが人生ってものだし，そこに学びがあって，ごほうびも，悲しいこともあるの。でもね，それが人生なの。いろんなことが起きるのよ。中にはうまく生きていく人もいて，そんな人たちの多くは何にも問題なく生きていくわ。でもそんな人って，絶対にちょっと足りないと思う。だって問題があってこそ強くなれるんだから。

第2週目：人間関係―孤立すること，つながること

　この週では関係性に焦点を当てます．まずは次のような質問から始めてみましょう．「人間関係で一番よかったことは何ですか？」この問いかけをもとにして，グループの中で人間関係についていろいろ話してみましょう．ここではたくさんの質問を用意しましょう．

　研究プロジェクトから，多くの認知症の人にとっては人間関係が人生で一番重要であることが明らかになりました．認知症の人は過去と現在が混乱してしまうことがあっても，自分の"なじみのある"感覚と，何かに"つながっている"感覚は残っており，その感覚は認知症の人にとっては本当に大切なものです．とりわけ，多くの事例において，両親との関係性は特に卓越しており，両親が生存しているかどうかに関わらず，配偶者と同様に両親を気づかう様子が語られました．その答えは，「あなたに意味を与えているものは何ですか」という質問と，次の第2週目の質問から引き出されました．

第2週目の質問
- あなたの人生における人間関係で一番よかったこと，今一番よいことは何ですか？
  この問いかけをふりだしにして，グループで人間関係について話し合ってみましょう．たくさんの質問を考えてみましょう．
  例）誰が訪ねてきますか？　誰が恋しいですか？　特に親しかった人は誰ですか？　など．
- ここにはたくさん友人がいますか？　何人いますか？
- 孤独だと感じたことはありますか？　それはいつですか？
  （曜日，場所などについてさらに聞いてみましょう）
- 1人になるのが好きですか？
- あなたの人生における人間関係で一番よかったこと，今一番よいことは何ですか？

実際の対話例　1

ファシリテーター：　では，あなたのこれまでの人間関係で一番よかったことは何ですか？

ジョー：　人間関係か．僕にとっては，だいたい，人生を安定させるた

めの"錨（いかり）"というところかな。日常では，自分のすることすべてが人間関係だと思うね。つまりどう影響するかということさ。それをやったら，自分のまわりの人たちにどう影響するのか？　もっとも僕の妻も，子どもたちも，父も母も，もう僕のそばにはいないがね。

エイミー：　　　　私の一番大事な人間関係は，母です。

実際の対話例　2

ファシリテーター：　マギーさんは孤独だと感じることがありますか？
マギー：　　　　　いいえ。人恋しいの。ものすごく夫に会いたいわ。そうね，孤独は感じないわね。そんなふうに感じたら，起きあがって誰かに話しに行くから。

実際の対話例　3

ジューンは夫の認知機能が急速に落ちていることと，その夫への思いを語りました。

ジューン：　　　　それで私は夫とただ暮らして，できるだけのことをしているんです。ある時期に，ええと，たしか，まわりが大騒ぎしそうになって。夫も私ももう少しちゃんと生活できるようになるからって。でも私は，そのときそのときを生きて，神様が何と言うか見てから，それをやろうと思ったんです。

第3週目：希望，怖れ，心配

　この週のセッションでは，希望，怖れ，心配について話し合います。このテーマは，参加者からさまざまな答えを数多く引き出せることがあります。スピリチュアル回想法のグループの多くの参加者は，イラク戦争，お金の問題，家族のことなどさまざまな心配について話しました。政府や若者のマナー不足について話した人もいました。あるグループでは，そのときニュースに取り上げられていた東ティモールの都市ディリについての話になり，そこから自分たちができることを考えました。認知機能に問題のない高齢者を対象とした初期の研究では，約70パーセントの人が将来の怖れとして認知症をあげましたが，これとは対照的に，認知症の人を対象としたこの研究では，一般に認知症は怖れとしてあげられませんでした[26]。

第3週目の質問
- あなたは何が心配ですか？
- 怖いことはありますか？　それは何についてですか？
- あなたが悩んでいることについて誰かに話せますか？
- 今の望みは何ですか？

実際の対話例

ファシリテーター：　みなさんは何か怖いことがありますか？　心配なことはありますか？

アイビー：　そうね，実のところ怖れとか，──本当に怖いことっていうのはぜんぜんないわ──ただ家族が無事でさえいてくれればいいの──今は望みがあるわ──夫のロンとはこの人生でどちらかが死ぬまでずっと一緒にいられたらいいと思うけど，一番の望みは，──海岸近くにいる家族が健康で幸せでいてほしいということだけね。

ルビー：　ええ，怖いです──今日の世界では怖いことがたくさんあるでしょう。心配になるけれど，自分では何もできないし──でも怖れは──今の私には怖いものは何もありません。

ボブ：　そうだな，心配か。地元のことがかなり心配だな──国会のことだよ。めちゃくちゃなことをしてるからな──自分たちがいればもっとよくなるだろうけど，そうはならないだろう

	ね——今はみんながとても混乱しているからな——誰かに投票したあとで，その人がだめだとわかったりして。
ファシリテーター：	今の望みは何ですか？
アイビー：	そうねぇ，男の子たちが成長することかしら。男の子たちがその子たちの父親と同じようにちゃんと大きくなることが私の最大の望みね。そしてその子たちが自分の奥さんととってもうまくやれたら，それは本当に最高ね。
ファシリテーター：	今，人生であなたの希望は何ですか？
ジェームズ：	まだしばらく生き続けたいな。僕が助けられる人は誰でも助けながらね。
ジェニー：	私には希望なんてありません。
ファシリテーター：	どういう意味ですか？
メイ：	私たちにとっては，あなたが希望だってことよ。

第4週目：老いること，超越すること

　スピリチュアル回想法のひとつの側面は，年を重ねながら経験してきた変化について考えてもらうことです。例えば，身体的な障害，心理社会的な変化，役割の交代や喪失などがあります。また，そのような変化とどう折り合いをつけているのか，何か問題はないのかなどについて考え，自分がどれだけ超越できたのか，その度合いをふり返ることも役に立ちます。

第4週の質問
- 年をとるというのはどんな感じですか？
  - 健康上の問題がありますか？
  - もの忘れはありますか？　もしあるならば，あなたがやりたいことに対してどう影響していますか？
- 今のあなたの人生で一番つらいことは何ですか？
- ここで生活するのは好きですか？　ここで暮らすのはどんな感じですか？　入所して落ち着くまでは大変でしたか？
  （同類の質問をしてみましょう）
- 人生の終盤にさしかかった今，あなたが望むことは何ですか？
- あなたはこれから何を期待して待ちますか？

実際の対話例

ファシリテーター：	これまでのあなたの人生で一番つらかったことは何ですか？　今，とてもつらいことは何ですか？
アイビー：	今はとてもつらいことなんかないわよ。きっとまわりに家族がいないことじゃないかしら。男の子たちや女の子たちが家にいるのが，私は大好きだから。でも私は何も問題ないと思いますけど。
ルビー：	目が見えないことね。
ファシリテーター：	そうですか。
ルビー：	私はほとんど目が見えないのに，もっと悪くなって，どんどん悪化しているの。耳も聞こえないから役に立たないわね。
ファシリテーター：	ボブさんは年をとるというのはどんな感じですか？　お体は健康ですか？

ボブ： まあまあ健康だと思うけど，あるときから頭がキレなくなってくるだろう。気づいたのはそんなことかな。覚えていられないことばかり心配したりするんだ。考えさせられるのは，健康とか，安全とか，自分の面倒を自分でみられない年になったらどうしよう，とかいうことだよ。

ファシリテーター： 年をとっていくのはどんな感じでしたか？　そのときどう思いましたか？

ジェーン： とっても楽しいと思いました。新しい経験，新しい人たち，新しい場所。いやじゃなかったわ。

ファシリテーター： メアリーさんは，年をとっていくのはどんな感じでしたか？

メアリー： 私はいや。絶対にいやよ。何もかもが止まってしまうようで。前はできていたことができなくなる。それに気づいてもらえない。

ファシリテーター： 次の質問です。ここで暮らすのが好きですか？

アイビー： 料理も洗濯もしなくていいわ。

ファシリテーター： もの忘れはありますか？

アイビー： 少しあります。昨日のことは覚えてないの。ずっと前のことはわかるけど。たった今起きたことは少し忘れてしまうのよ。そのほかはだいじょうぶ。

　以下のやりとりはファシリテーターが問いかけたのではなく，4ヵ月間行ってきたグループの中から出てきた発言です。

ジューン： （夫について）ちょうどもの忘れが出てきたのよ。よくあることだけど。

メイ： でも，私みたいなのはいやだと思うわ。自分がわからなくなることは，ひどいことよ。

ファシリテーター： そうですね，確かに困ったことですよね。またジューンさんもおつらいですね。

第5週目：宗教の信仰，スピリチュアルな関心

　この週では，宗教的な信仰やスピリチュアルなことについて考えます。高齢者を中心とする認知症の人のグループで神について話し合うのは興味深いことです。1950年代にはオーストラリア人の45パーセントが教会に通い，今よりも幅広く宗教生活を送っていましたが，彼らはそうした時代に育ちました。ファシリテーターは，以下に紹介するような質問をすることに居心地のよさを感じていなければなりません。この週では，幼いころの教会の記憶についても質問します。参加者の中には，何キロも歩いて教会に通った様子を教えてくれた人や，5歳のときに両親と一緒に教会に行ったことを説明してくれた人がいます。宗教を持たない人には，スピリチュアルな（あるいはこころの）支えをどこで得たか，あるいは得たいと思うかなどについてたずねてみましょう。

第5週目の質問
　"スピリチュアル"という言葉は人によって異なる意味を持つ可能性があることを念頭に置いて，質問しましょう。
- あなたは以下について，なんらかの感覚やイメージを持っていますか？
  - （キリスト教的な唯一神教の）神
  - （多神教の）神々
  - 未知なるもの
  （ファシリテーターはグループにとって意味のある対象となる言葉を選びます）
- 神についてなんらかの感覚がある人は，その感覚について，またはイメージについて教えてください
  （たとえば神道，仏教，キリスト教など，ファシリテーターはグループにとって最も適切な対象を選びます）
  - それはどのようなものですか？
  - 心安らかなイメージですか？
  - あなたに平和をもたらす助けとなるものですか？
- あなたはスピリチュアルなこころの支えを得たいときに，どこに行きますか？
- あなたにスピリチュアルな支えを与えてくれる，一番大切な人は誰ですか？
- あなたにとって芸術や音楽はスピリチュアリティを表現していると思いますか？
- あなたにとって植物や庭，ペットはスピリチュアリティを表現する

方法ですか？

実際の対話例

ファシリテーター： ジョージさん，神はどんなものだと思いますか。あなたにとって神とは何ですか。
ジョージ： 私にとって神は，私の胸の中，こころの中にあるものです。
ファシリテーター： 神についてどう思いますか？
フランク： そうだな，僕の上にあるものだな。
アニー： 全能者だわ。
ファシリテーター： ええと，何て言ったんですか？ すみませんが，聞き逃してしまいました。
アニー： 私が思うに，神は全知全能ということよ。
フランク： 僕たちを護るために神はいると思うな。
ファシリテーター： それはとてもすばらしいですね。
ジェス： そう，神さまはすぐそこにいて，どんなときでもそこにいる。助けてほしいときは，いつでも祈ればいいのよ。
ファシリテーター： あなたは神と特別な関係にありますか？
アニー： つねに神に導かれていると思います。どの方向にいても，神は理由があってそちらに向かせたように感じます。
ファシリテーター： あなたの中で一番初めの教会の記憶は何ですか？
ジョン： 父はオルガン奏者だったので，父さんのために，オルガンのパイプ踏みをよくやりました。自分がどこにいるのか，まだ小さすぎて理解できなかったけれど，3歳か4歳ぐらいでした。

第6週目：信仰の実践，スピリチュアルな関心の実行

　この週では，参加者が現在かかわっている活動を中心に話し合っていきます。入所者の中には，毎週何かの活動に参加している人もいれば，自分はクリスチャンだけれど組織的な活動には参加しないとはっきり言う人もいます。それぞれの入所者のニーズを把握し，そのスピリチュアルな欲求が満たされているかどうかを確認するのはよい方法です。多くの人が，スピリチュアルな実践の一部として祈りを捧げ，聖書を読んでいると答えました。自分のスピリチュアリティを，音楽，ペット，環境などを通して表現する参加者には，そのようなスピリチュアルな欲求を満たすために何をしているのかを聞いてみましょう。

第6週目の質問
- 寺院，教会，モスク，その他の信仰の場所での，あなたの一番古い記憶は何ですか？
- 今あなたは何かの宗教またはスピリチュアルな活動に参加していますか？　例えば，
  - 宗教的あるいはスピリチュアルな儀式，例えばお祭りや教会礼拝などに出ていますか？
  - 宗教やスピリチュアルなことについての本を読みますか？
  - 祈りますか？
  - 瞑想をしますか？
  - あなたが家族の一員として，あるいは公共の場で参加しているもので，上の答えとは別の宗教やスピリチュアルな儀式は他にありますか？
- あなたにとって宗教またはスピリチュアルな活動はどれぐらい大切なものですか？
- あなたが生きる意味を見つけるために，何かお手伝いできることはありますか？

実際の対話例

　以下のやりとりは，聖書を読むことについての質問から出てきたものです。

ルビー：　　　　でも私にとって，聖書はとても堅苦しい本なのよ――聖書の中の人は誰もにこにこしたり，笑ったりしないでしょう，――まったくね。

ボブ：	そうかな，でも——聖書の物語だって，それを書いてないときには，笑ったりしてるんじゃないかな？
ルビー：	私は楽しいことを聞きたいの——とっても堅苦しい。
ボブ：	そうだね——すごくまじめだ。
ルビー：	そうでしょ。
ボブ：	聖書には気楽な感じがぜんぜんない——どれも深刻で。
ファシリテーター：	まじめすぎると，みなさんは思われるんですね。
ボブ：	あぁ，とってもまじめだよ。
ファシリテーター：	みなさん，深刻かどうか，考えているのではありませんね。冗談を言ったり，面白そうに笑ったりして。
ボブ：	神さまのことだからどうしてもそうなるんだろう——だから，まじめじゃないといけないって——いや神様をそんなふうにしてしまったんだ——聖書には一番しあわせだったときのことは書かれていない——みんな陰気だ——絵画に描かれてるように，みんな悲しそうな顔をしているよ。君にもそう見えるだろ，ルビー？
ルビー：	そうね，たぶんその時代は何かあったのよね，きっと。
ボブ：	よくわからないが——きっとくすくす笑ったり，大笑いしたりもしてたんだろう——そうだよ，そうに決まっている——でもそんなことはこれっぽっちも記録しなかった，何もね…。

　活動について話し合ったことから展開して，みんなで食事の前に祈りを捧げることになりました。

アニー：	私たちはこんなすばらしい食事をしているのに，世界に飢えた人や子どもたちがいるなんて，ひどいことだと思うわ。それなのに私たちは当たり前のように席について，感謝の言葉もなしに，がつがつ食べて。

ファシリテーター：	今，どうやったらあなたが生きる意味を見つけるお手伝いができますか。私たちに何かできることはないでしょうか？
ピーター：	いや，僕はもう自分の意味を見つけたから。
ファシリテーター：	そうですか，ご自分の生きる意味をお持ちなんですね。
ピーター：	そうさ，僕はふつうに生活できる間はそうするつもりだ。だから友達になりたいんだ。

スピリチュアル回想法のプロセスをふりかえる

スピリチュアル回想法のグループは，6週間ないし24週間の期間で完了し，参加者に対して有益であったかどうかをきちんと確かめる機会を設けます。24週間の研究プログラムの2つのグループで，参加者がそれぞれ1人亡くなりました。

グループの参加者の死を悼む

その死後，どちらのグループも故人の死を悼み，グループにどれだけ貢献したかを確かめる機会を作りました。ひとつのグループでは，亡くなった参加者の男性とその妻がメンバーとして参加していましたが，妻は夫の死後もグループに留まりました。そこでは，参加者たちが亡くなった夫を覚えていて彼の話をしたので，夫に先立たれた妻はグループから安らぎと支えを得ることができました。入所施設では，亡くなった人について思い出したり，亡くなった人のことを話したりする機会を得にくいことがあります。短期間に多くの入所者が亡くなるような状況が発生したりすれば，職員は自分の悲しみを何とかするのに精一杯で，とても入所者の気持ちまでは対応できません。先にあげた2つのグループでは，グリーフワーク註)を行うという，大変よい機会が参加者に与えられました。研究報告によれば，途中で亡くなった2人の参加者はどちらも亡くなる2週間前までグループに参加していた様子が記されています。

グリーフワーク：身近な人の死別を体験し，深い悲しみに陥った人が立ち直るまでに努力して行う心の作業。「喪の仕事」とも訳される。

小グループでのユーモア

多くのグループにおいてはユーモアもまた重要な要素であり，自然に興じてしまうことがよくありました。

実際の対話例

ファシリテーター： 年をとることをどう感じますか？
ジューン： 習慣になるのよ。

あるグループでは，ユーモアと死はくり返し現れてくる話題でした。

フリーダ：	わかるでしょ，私，もうそれほど長くないの。
メーヴィス：	ほら，また言ってる！
ファシリテーター：	どうしても言いたかったんですよね，そうでしょう？
ジューン：	ねえ，私たちがハンカチをしぼるほど泣くのは，いつなのか教えてよ。
フリーダ：	ええと…私はあと 3 年だわ。
ジューン：	誰がそんなこと言ったの？
ファシリテーター：	それは，あと 3 年で 100 歳になられるからですか？ 100 歳になったからって，おしまいにする必要はないんですよ。110 歳までやっていいんですよ。
メービス：	そんな，あなた，うるさいわね。
ファシリテーター：	わかりました。メービスさんが 105 歳になったら，みんなでこう言いましょう。「100 歳で逝くって言ったんじゃなかったの？」って。

　この参加者同士のやりとりから，認知症の高齢者がユーモアのセンスを失っていないこと，そしてその多くのやりとりの根底には笑いがあることが明らかになりました。グループで記憶障害や死について話し合ったときにユーモアが出たこともありましたが，それはおそらく話題の重さを軽減したり，紛らわしたりするための方法だったのでしょう。死という話題に対しても，グループで話し合う際には，ファシリテーターは違和感のない，居心地のよい状態であるべきです。

グループ完了時の感想

　週ごとのスピリチュアル回想法のグループを完了した参加者の感想の一部を紹介します。

実際の対話例

エイミー：	あなたもうまく思い出せる――私たちがここで話したことは――もう何回も話したから――すぐに思い出せる――そしてもう一度，思い描けるわ。
エイミー：	たぶん，それは無理――何を言いたいかというと――本当によく助けてくれて，一緒にいてくれてよかったけど，これから

金曜日の午後はきっとさびしくなるわ。

ファシリテーター：	ここに来るのが好きですか？
ピーター：	そうだね，話をしたり，人と知り合ったりするのが好きなんだ。
ファシリテーター：	話し合うのが好きですか？
ピーター：	好きだよ。自分で話すのはあんまりうまくないけど，人の話を聞くのは好きなんだ。あることについての他の人が考えていることがね。

スピリチュアル回想法のグループに参加し交流した入所者たちはお互いに話をするようになり，施設内での親交が深まりました。ファシリテーターが質問すると，参加者の間でその話題について活発な話し合いが行われることもよくありました。これはグループが結成されてからの時間によって違いましたが，24週間プログラムのグループでは，はっきりとあらわれました。グループの中で築いた信頼のレベルの高さによって，しょっちゅう言葉でやりとりするまでになったのでしょう。

➡ 考えてみましょう

● これであなたはスピリチュアル回想法の学習教材を完了しました。自分のプログラムを企画するのに，どうやって取り組みたいと思いますか？

回想法およびスピリチュアル回想法に関する情報については，この教材の文献リストで上げられている本を読んで参考にしてください。

付録

スピリチュアル回想法のグループのための話題

　以下の質問は，筆者による高齢化のスピリチュアルタスクモデル（2001年）にもとづくもので，2002〜2005年のリンケージ基金の研究で使用しました。

参加者が人生の旅路を探求するための質問

　スピリチュアル回想法を行うグループセッション（週1回のペースで全6週間）に使うことができます。6つの話題と大きな質問が用意されています。

第1週目
●あなたに一番大きな生きる意味を与えているものは何ですか？
　さらに次のような質問を続けてみましょう。
・あなたの人生で一番大切なものは何ですか？
・生きつづけているのは何があるからですか？
・人生は生きるに値しますか？
・人生が生きるに値するならば，それはどうしてですか？
　　もしも生きるに値しないならば，それはどうしてですか？
●あなたの人生をふりかえってみて，
・よろこびとして思い出すのは何ですか？
・悲しみとして思い出すのは何ですか？
・今のあなたの人生に一番大きな意味を与えているものは何ですか？

第2週目
●あなたの人生における人間関係で一番よかったこと，今一番よいことは何ですか？
　この問いかけをふりだしにして，グループで人間関係について話し合ってみましょう。たくさんの質問を考えましょう。
　例）誰が訪ねてきますか？　誰が恋しいですか？
　　　特に親しかった人は誰ですか？　など。

- ●ここにはたくさん友人がいますか？ 何人いますか？
- ●孤独だと感じたことはありますか？ それはいつですか？
  （曜日，場所などについてさらに聞いてみましょう）
- ●1人になるのが好きですか？
- ●あなたの人生における人間関係で一番よかったこと，今一番よいことは何ですか？

第3週目
- ●あなたは何が心配ですか？
- ●怖いことはありますか？ それは何についてですか？
- ●あなたが悩んでいることについて誰かに話せますか？
- ●今の望みは何ですか？

第4週目
- ●年をとるというのはどんな感じですか？
  - ・健康上の問題がありますか？
  - ・もの忘れはありますか？ もしあるならば，あなたがやりたいことに対してどう影響していますか？
- ●今のあなたの人生で一番つらいことは何ですか？
- ●ここで生活するのは好きですか？ ここで暮らすのはどんな感じですか？入所して落ち着くまでは大変でしたか？（同類の質問をしてみましょう）
- ●人生の終わりにさしかかり，今あなたが望むことは何ですか？
- ●あなたはこれから何を期待して待ちますか？

第5週目
- ●あなたは神についてどう思いますか？
- ●キリスト教の神や，他の神々，または未知なるものに対する感覚がありますか？
- ●神のイメージがある人は，それについて教えてください。
- ●あなたは神が近くにいると感じますか？
- ●教会やモスク，寺院その他の信仰の場所での，あなたの一番古い記憶は何ですか？ あなたは若かったとき，教会や日曜学校に通いましたか？

●スピリチュアルなこころの支えをどこで得ますか？
　スピリチュアルなこころの支えを与えてくれる一番大切な人は誰ですか？
●芸術や音楽はあなたにとってスピリチュアリティを表現していますか？
●ガーデニングやペットはあなたにとってスピリチュアリティを表現する方法だと思いますか？

第6週目
●寺院，教会，モスク，その他の信仰の場所での，あなたの一番古い記憶は何ですか？
●今あなたは何かの宗教またはスピリチュアルな活動に参加していますか？
　例えば，
　・宗教的あるいはスピリチュアルな儀式，例えばお祭りや教会礼拝などに出ていますか？
　・宗教やスピリチュアルなことについての本を読みますか？
　・祈りますか？
　・瞑想をしますか？
　・あなたが家族の一員として，あるいは公共の場で参加しているもので，上の答えとはまた別の宗教的儀式やスピリチュアルな集いはありますか？
●あなたにとって宗教またはスピリチュアルな活動はどれぐらい大切なものですか？
●あなたが生きる意味を見つけるために，何かお手伝いできることはありますか？

文　献

1) Australian Institute of Health and Welfare (AIHW) (2004) *Australia's Health 2004.* Canberra: AIHW.

2) Bellamy, J., Black, A., Castle, K., Hughes, P. and Kaldor, P. (2002) *Why people don't go to church.* Adelaide: Openbook.

3) Bird, M. (2002). Dementia and Suffering in Nursing Homes. In E. MacKinlay, (ed.) *Mental Health and Spirituality in Later Life.* New York: Haworth Press.

4) Boden, C. (1998). *Who will I be when I die?* Melbourne: Harper Collins Religious.
C. ボーデン著，桧垣陽子訳，『私は誰になっていくの？アルツハイマー病者からみた世界』クリエイツかもがわ，2003.

5) Bryden, C. (2005). *Dancing with dementia: My story of living positively with dementia.* London: Jessica Kingsley Publishers.
C. ブライデン著，馬籠久美子・桧垣陽子訳，『私は私になっていく　痴呆とダンスを』クリエイツかもがわ，2004.

6) Butler, R. (1995). Foreword. In B. Haight and J. Webster, *The Art and Science of Reminiscing.* Washington: Taylor & Francis.

7) Coleman, P.G. (1999). Creating a life story: The task of reconciliation. *The Gerontologist,* 39, 2, 133–139.

8) Crisp, J. (2000). *Keeping in touch with someone who has Alzheimer's.* Melbourne: Ausmed Publications.

9) Crystal, H. (2004). Dementia with Lewy bodies. eMedicine. <www.emedicine.com/neuro/topic 91.html>.

10) Davies, H. (1999). Delirium & Dementia. In J. Stone, J. Wyman, and S. Salisbury, *Clinical Gerontological Nursing.* Philadelphia: W.B. Saunders.

11) Erikson, E.H., Erikson, J.M., and Kivnick, H.Q., (1986). *Vital Involvement in Old Age.* New York: W.W. Norton & Co.
E.H. エリクソン著，朝長正徳・朝長梨枝子訳，『老年期　いきいきしたかかわりあい』みすず書房，1990.

12) Gibson, F. (1998). *Reminiscence and recall: A guide to good practice.* London: Age Concern.

13) Gibson, F. (2004). *The past in the present: Using reminiscence in health and social care.* Maryland: Health Professions Press Ltd.

14) Goldsmith, M. (1996) *Hearing the voice of people with dementia: Opportunities and Obstacles.* London: Jessica Kingsley Publishers.
M. ゴールドスミス著，寺田真理子訳，『私の声が聞こえますか　認知症のある人とのコミュニケーションの可能性を探る』雲母書房，2008.

15) Goldsmith, M. (2004). *In a strange land: People with dementia and the local church.* Nottingham: 4M Publications.

16) Henderson, A., and Jorm, A. (1998). *Dementia in Australia.* Aged and Community Care Service Development and Evaluation Report. No. 35. Canberra: AGPS.

17) Hughes, P. and Black, A. (1999). Managing the diversity of implicit religions in Australian society. In G. Bouma, (ed.) *Managing Religious Diversity: From threat to promise.* NSW: Australian Association for the Study of Religions.

18) Hughes, J.C., Louw, S.J. and Sabat, S.R. (eds) (2006). *Dementia, mind, meaning, and the person.* Oxford: Oxford University Press.

19) Jamieson, D. (2005). *Exploring and affirming my life: A short course in spiritual reminiscence work.* 2nd Edn. Canberra: Centre for Ageing and Pastoral Studies.

20) Killick, J. and Allan, K. (2001). *Communication and the care of older people with dementia.* Buckingham: Open University Press.
p74（マグロウヒル出版社オープン大学出版）

21) Killick, J. (2004). Dementia, Identity and Spirituality. In E. MacKinlay, (ed.) *Spirituality of Later Life: On humor and despair.* New York: Haworth Press.

22) Killick, J. (in press). Helping the flame to stay bright: Celebrating the spiritual in dementia. In E. MacKinlay, (ed) *Aging, Spirituality and Palliative Care.* New York: Haworth

23) Kirshner, H. (2005). Frontal and temporal lobe dementia. eMedicine <www.emedicine.com/NEURO/topic140.htm>.

24) Kitwood, T. (1997). *Dementia Reconsidered.* Buckingham: Open University Press. T. キットウッド著，高橋誠一訳，『認知症のパーソンセンタードケア　新しいケアの文化へ』筒井書房，2005.

25) MacKinlay, E. (2001a). *The Spiritual Dimension of Ageing.* London: Jessica Kingsley Publishers.

26) MacKinlay, E. (2001b) The Spiritual dimension of caring: Applying a model for spiritual tasks of ageing. *Journal of Religious Gerontology*, 12, 3/4, 151-166.

27) MacKinlay, E. (2006). *Spiritual growth and care in the fourth age of life.* London: Jessica Kingsley Publishers.

28) MacKinlay, E. and Trevitt, C. (2005). *Finding meaning in the experience of dementia: The place of spiritual reminiscence work.* Unpublished report to ARC—Linkage Grant.

29) Miller, C. (2004). Nursing Care of Older Adults: Theory and Practice. Philadelphia: Lippincott.

30) Post, G. (2006). 'Respectare': moral respect for the lives of the deeply forgetful. In J.C. Hughes, S.J. Louw, and S.R. Sabat (eds) *Dementia mind, meaning, and the person.* Oxford: Oxford University Press.

31) Snowden, D. (2001). *Ageing with Grace.* London: Harper Collins.
デヴィッド・スノウドン著，藤井留美訳,『100歳の美しい脳』DHC，2004.

32) Trevitt, C. and MacKinlay, E. (2006). "I am just an ordinary person" ... Spiritual reminiscence in older people with memory loss. *Journal of Religion, Spirituality and Aging.* 19:2/3 p 77–89.

33) Webster, J. and Haight, B. (2002). *Critical advances in reminiscence work.* New York: Springer Publishing Company.

Ⅱ. 認知症の人と歩み ともにケアを創る

クリスティーンとの対話から生まれた「スピリチュアル回想法」

エリザベス・マッキンレー

1. クリスティーンとともに歩んだ認知症の旅路

　私はクリスティーン・ブライデンが46歳で認知症と診断された直後から10年以上，彼女とともに認知症の旅を歩んできました．一番重要なのは，この病気が本人とその家族に及ぼす影響です．認知症になることは今もなお怖れの対象とされる状態です．認知症の人が質の高い生活を送ろうとするときに最大の障害のひとつとなるのが，この怖れだろうと思います．認知症の人は地域の人びとから隔離されている場合があまりにも多く，家族の中でさえ孤立したり，家族から疎外されたりしている可能性があります．クリスティーンの最初の診断のすぐあとで私が彼女とかかわり始めたとき，私が大きなショックを受けたのは，この事実でした．

　私にとって彼女は，認知症について何でも自由に話すことができた最初の人でした．私は，クリスティーンという女性とまず人として出会い，そののちに認知症の人としてかかわるように求められました．それまで看護師としての職歴を積んできていましたが，そういう経験は初めてでした．看護師は従来，認知症を「管理する」方法を学んできた者たちですが，パーソンセンタードケアがより広く受け入れられ，実践されるようになり，そのあり方は変化してきました．クリスティーンとともに旅を歩み，その後に他の認知症の人について研究してきた経験を踏まえて，私は今，認知症は管理すべきものではないと主張しています．最高の管理を行うことは，認知症の人を病気の真っただ中に置き去りにすることです．むしろ，認知症の人と一緒にいてその人にかかわっていく行為を，ひとつの"旅"として考えるのが一番よいのではないかと思います．認知症の人とその旅に同行する人がお互いにパートナーとなり，パーソンセンタードケアを活発に実践していく旅です．

　クリスティーンとならば，私は認知症について自由に話すことができました．私たちは認知症という病名を出して話し，彼女にとってこの病気が持つ意味に焦点を当てました．会話の中心は彼女でした．そして私はそのとき実践することを学んでいたのです．専門家としてではなく1人の人間として，またパートナーとして，彼女と旅をすることのほうがもっと大切だと，私は気づきました．そのときに一番ぴったりするのがパストラルケアでした．それがクリスティーンと私の意図的な友情のはじまりでした．

2. クリスティーンとの最初の出会い

　最初の出会いは10年以上前です．1995年，私たち2人はキリスト教短期研修のグループのメンバーとして，その準備にあたっていました．実はこの準備期間中に，

詳しい検査と医師のセカンドオピニオンを経て，クリスティーンのアルツハイマー型認知症の診断が確定したのです。これが彼女にとっては大変な時期の始まりでした。研修の準備を一緒にしていた私たち友人はショックを受けました。あれほど有能で成功してきた人が，突然，家に帰る途中で道に迷ってしまうようになったのですから。

　研修の最後に，クリスティーンは，「スピリチュアルディレクター註) として認知症の旅を一緒に歩いてくれませんか？」と私を誘いました。その理由は，私が高齢者にかかわってきた看護師であり，牧師だからでした。彼女はその両方を必要としていました。そうして始まった彼女とのかかわりは，私にとって大きな学びの経験となりました。2008年，私は次のように書きました[9)]。

　病気の初期には彼女と定期的に会った。認知症についての私たちの語り合いは，今まで経験したことがないものだった。私は看護師として，病気の医学モデルを一生懸命実践しており，認知症は「管理」するものであると考え，患者と看護師の間の専門的な臨床関係を維持していた。そこには一緒に旅をすることなど入っていなかった。今，そのような私がクリスティーンと話し，認知症の本人である彼女が自分の気持ちを表現するのを聞いている。彼女は会話の話題としてこの病気そのものを出してきた。そんな中から，たとえば大腿骨を骨折した人に「足の具合はどう？」と聞くのと同じような気軽さで，クリスティーンに「認知症の具合はどう？」と聞く状況が出てきたのだ。このことは，認知症の人とともにあるための，まったく新しいやり方を切り開いた。

　私はクリスティーンが求めたことそのものに焦点を当てて，パーソンセンタードケアを実践しました。そこには彼女がキリスト教の信仰を持つ者として，認知症の旅

> スピリチュアルディレクター：その役割をスピリチュアルディレクション，スピリチュアルガイドともいう。

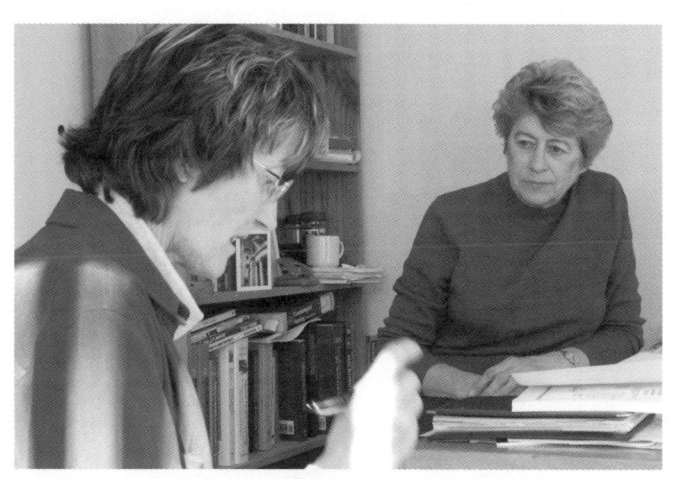

クリスティーン（左）の話に耳を傾けるエリザベス（右）

路をどう歩むのかという課題がありました。この旅で私は彼女のケアパートナー[註]になりましたが、それは私がかつて看護師として学んだ認知症の人へのかかわりかたとは、大いに異なるものでした。認知症の人に対するこの新しいかかわりかたによって、私はクリスティーンとの会話から、新たな深い次元に入っていくことができたのです。

3. 認知症の人と歩むスピリチュアルな旅

キリスト教の伝統でスピリチュアルディレクションと言いますが、1人の人に一定期間寄り添いながら、人生の旅を支え、ふり返り、その人にかかわる方法があります。その人とともに旅するために、一緒に歩み、人生をふり返り、人生のスピリチュアルな旅路を深め、その人が自分の人生経験に意味を見出すように助けるのです。キリスト教的な考えでは、キリストを介して神との関係をより深いものに発展させていくことも、その中に含まれます。このような旅をクリスティーンと歩み始められたことは私にとって光栄なことでしたが、挑戦でもありました。光栄であるというのは、神聖な領域に足を踏み入れ、未知の旅を歩み始めたからです。挑戦であると感じたのは、認知症の人とスピリチュアルディレクションを行う関係が果たしてうまくいくかどうかわからなかったからです。私は以前にもスピリチュアルディレクションをしたことがありましたが、いずれも認知機能が保たれた人たちばかりだったので、自分としては未知の旅だったのです。

看護師の知識があった私は、当初、「どうやったら認知症の診断を受けた人と効果的にスピリチュアルディレクションを行えるだろうか？」と自問しました。認知症の人は、その定義上、コミュニケーションと記憶に問題があるとされています。スピリチュアルディレクションやスピリチュアル回想法をどう活用すればよいのか。当時、クリスティーンは医師から5年以内に入所生活を送るようになると告げられていましたが[1]、この予後診断と闘うことは大変でした。クリスティーンは抑うつ状態になり、自分は暗闇を経験している、と私に話しました。その暗闇にいるのはどんな感じなのか、そして身動きできず、何もできず、ただ暗闇の中に居続けるのはどんな感覚なのかを話してくれました。しかしそのあとで、彼女はひとりでそこにいるのではないことに気づきました。神がともにいてくださるのだから、このそら恐ろしい経験の中でも力と希望を引き出すことができる、とわかったのです。

私たちがミーティングを始めたばかりの頃、クリスティーンは、認知症が進んで「自分」を失ってしまうのが怖い、と話しました。これは突発的なアイデンティティの危機であるということを、彼女は私にわからせてくれたのです。診断の前日ま

ケアパートナー：「ともに生きるパートナー」を意味する。「介護者」（care giver）という言葉に含まれる、「介護してあげる・してもらう」上下関係を脱する概念。

で，彼女は成功したシングルマザーであり，官庁の高い地位で働いていました。ところが診断の翌日から，ただの"認知症の人"というレッテルを貼られてしまったのです。「私の世界は崩壊し，すべてが変わってしまいました。精神も希望も敗北に直面しました。」と彼女は語りました。特に初めのころは，怖れが旅の一部になっていました。彼女は自分を失うことを怖れました。その核心には，認知症が進めば神さえも失ってしまうのではないか，ということがありました。「一番怖いのは，やがて家族も，友達も，自分さえも誰かわからなくなったら，神もわからなくなるのではないかということなんです。」とクリスティーンは言いました。そして，「認知症があることがわかった私は，どう人に話しかけたらいいのですか？ 人は私にどう話しかければいいのですか？」と聞きました。

　私たちのスピリチュアルディレクションと導きの旅はこんなふうに始まりました。スピリチュアルディレクションのセッションでは，彼女の日々の認知症の歩みについて話しましたが，具体的にはどうやって仕事を辞めるかやお金を管理するかという話でした。私たちはそのとき彼女の頭に浮かんだことを話しました。神についての問いは，何度もくり返して出てきました。彼女にとって信仰の旅は命にかかわるほど大切でした。私の一番重要な役割は，彼女の話を聞き，彼女が提起した問題についてふり返り，整理して，より深いふり返りができるように助けることでした。私が話したことで特に彼女に大きな安らぎをもたらしたのは，「たとえあなたが神をわからなくなっても，神はいつでもあなたをわかっていらっしゃる」という言葉でした。もうひとつ別の重要な問題は，彼女の3人の娘たちにどうしたら認知症のことを話すことができるか，またどう話をするかについてでした。クリスティーンは当初から娘たちに相談していましたが，3人はそれぞれの性格と，成長の度合いと，理解力にしたがって反応しました。

　クリスティーンはいくつかの心配ごとを話しました。たとえば，言葉が出てこな

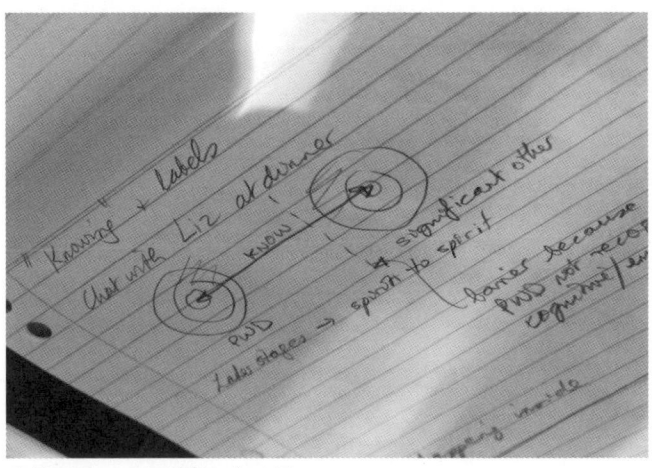

クリスティーンが書いたメモ

いので，認知症になる前のように思いたったときに祈れないのです．私たちはこの問題について話し合い，彼女は祈りの本から一節の祈りを取り出して，日常の静かな時間にそれを読むことにしました．この方法は上手くいきました．言葉を探せないときの支えが提供できました．認知症では抑うつ症状が出ることはよくあり，それが認知症のもうひとつの難しいところです．診断を受けた後の数ヵ月間，私はクリスティーンがかなりの抑うつ状態になっていたのを覚えています．その抑うつ状態がよくならないうちは，彼女に進歩は見られませんでした．うつが晴れてから，彼女はまた楽に祈ることができるようになりました．

彼女は子どもたちとの家族関係についても話しました．自分が働けないので経済的にどうなるのか，という問題がありました．こうした会話も私たちの旅がスピリチュアルな方向に向かう過程の一部でした．彼女は金銭的な問題についても話しましたが，そのような問題はスピリチュアルガイドの役割の外のことですし，私の役割は問題を解決することではありませんから，私はただ聞き役になりました．

こうして定期的に彼女と会ううちに，私たちが話しているこの内容は2人だけで分かち合うにはあまりにも重要すぎると，私は気づきました．私自身，認知症の人とスピリチュアルなかかわりかたができるということを学んでいました．実際，クリスティーンは私との会話では実によく話しました．そこで私は，「あなたの経験や毎週話していることを書いてみたらどうかしら？」と提案したのです．彼女は以前，何年か出版社で働いたことがありましたから，本を書くスキルはあったのです．

4. クリスティーンの2冊の著書

数週間，数ヵ月とクリスティーンに会い続けた私は，認知症の人を人ではなく疾病として見る従来の西洋医学の理解から離れたところで，本当に多くを学んだことに気づきました．私はクリスティーン自身の文脈において，一個人としての彼女と会い，その彼女をより深いレベルで知るようになっていました．

初期のころ，彼女はこんな問いを何度もくり返しました．「私は神を失うのでしょうか，私は自分を失うのでしょうか，私は人として壊れてしまうのでしょうか？」今，その時期にくらべると，彼女はとてつもなく長い距離をみごとに歩いてきました．今では彼女は1冊だけでなく2冊までも本を出しましたが，その当時の認知症とスピリチュアルな旅について，次のようにふり返っています[3]．

私にはみなさんに提供するような専門知識はありません．ただ自分の障害と偏見と信仰についての個人的な旅があるだけです．私は1995年に認知症と診断され，

1998年に最初の本『私は誰になっていくの？』を出版しました。この本には認知症に対する私の恐怖が描かれていますが，その怖れは，認知症は自己喪失を引き起こすという，この病気に対する社会の偏見に満ちた考え方が原因となって生じたのでした。

　クリスティーンの認知症の旅は1995年からずっと続いています。彼女の2冊目の本では焦点が変わり，自分は誰になりつつあるのかについて書くようになりました。その本の中で彼女は，認知の層の下にはもうひとつ別の感情の層があり，そこで他者とのかかわり方が決められるが，この層が混乱して支離滅裂になるとアイデンティティは仮面をつけた状態になる，と書きました。けれども，その混乱した感情の層の下には，真の自己が認知症の猛威にさらされながらもなんとか無傷で残っている，というのです。彼女が示してくれたこの変化についての描写に，私は深く感動しました。彼女と初めて会ってから何年も続けてきたこのスピリチュアルな旅が発展を遂げてきたことに私は気づいたのです。クリスティーンは自分の中に見つけた変化をこう表現しました。「私はほんとうの私になっていく」。彼女が説明してくれた別の新たな感情とは，つまり，過去に何が起きたのか思い出せなくとも，未来に何が起きるのかを憂うことなく，今という瞬間に生きることでした。2008年に彼女はこう書いています[3]。

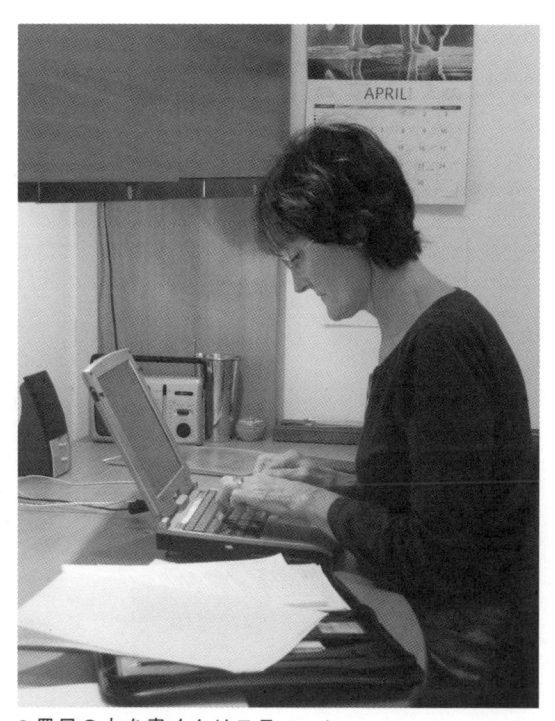

2冊目の本を書くクリスティーン

私は自分を理解する旅について何年間もふり返って考えてきました．今ではよりはっきりと，私は誰で，誰になっていき，死ぬとき誰になっていくのかがわかります．思い返せば，それは驚くべき自己発見，変化，成長の旅でした．私にとって認知症は，スピリチュアルな自己への旅でした．私は認知症とダンスを踊るようにつきあいながら，病気の変化に対応し，自分の欲求を表現し，しだいにゆっくりになっていく認知症のダンスの音楽に合わせる方法を学びました．

　ここでクリスティーンは，過去や未来を認識する必要もなく「今」に存在し，今という瞬間に生きている，スピリチュアルな自己について語っています．そしてこうも言います．「私はほんとうの私になっていくのです」，「私は何をして何を語るのかではなく，誰であるのかを，今ならば言えるようになりました」と[註]．彼女が言おうとしているのは，人間であることの本質は私たちの存在の核にある，ということです．彼女は続けます．「私たちの魂は，母の胎内にいるときから知られており，塵になった後もずっと知られ続けるのです．」彼女はこれを単純さに向かう旅なのだと語ります．外面を覆う認識の仮面がはがれ落ち，彼女という人が認識によって定義されなくなる旅です．人のありかたの本質，核に向かっていく旅です．

　彼女の2冊目の本では"認知症とダンスをする"ことが書かれています[註]．このダンスというイメージは，主なケアパートナーである夫と認知症のクリスティーンの関係が，お互いのケアパートナーとして旅をしながら変化していく様子を表したものです．"認知症とダンスをする"というイメージによって，関係性が継続的

註）何をするか（do）ではなく，どのようにあるか（be），という意味。

註）クリスティーンの2冊目の本の原題は『認知病とダンスを　認知症とともに前向きに生きる私の物語』

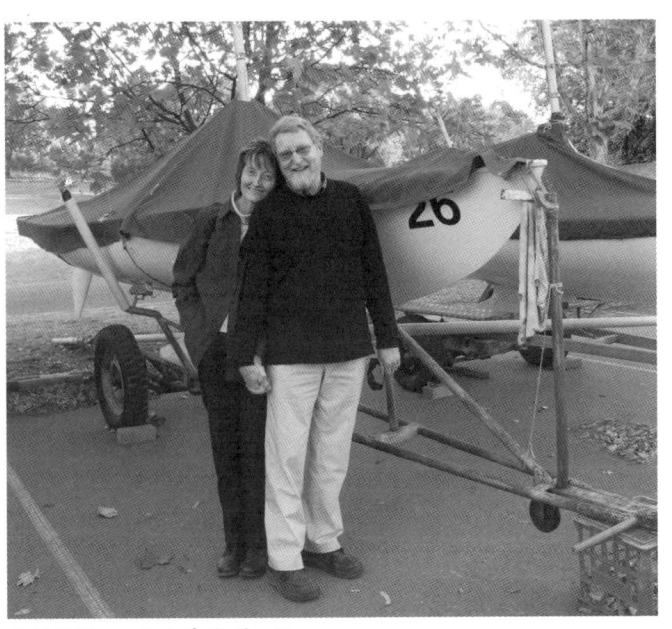

クリスティーンと夫のポール

に変化していくこと，また，病気の進行とともにお互いのニーズを継続的に調整していくことを，絵を描くようにはっきりと彼女は説明しました。その視点からすれば，ケアとは，自分のことが何もできなくなった人に何かを"やってあげる"というよりも，「私はあなたに何をしてほしい？ あなたは私に何をしてほしい？」と問うことだと思います。このようなケアパートナーシップのありかたは価値のあるモデルとなるでしょう。

　むしろすばらしいのは，クリスティーンは認知機能に困難があり，衰えていっているにもかかわらず，スピリチュアルな部分は今も健在であることです。彼女との旅は，人生において何が究極的に大切なのかという問いを引き出してくれました。あまりにも多くの場合，私たちは人を職業や社会的地位で判断してしまい，その人そのものやそのありかたの深さに目を向けることをしません。私がクリスティーンの2冊目の本で最も重要で美しいと思う部分は，聖なる存在への旅に関する部分です。あえて言うならば，彼女の旅が人という存在のスピリチュアルな，深遠な次元に向かっていくところでしょうか。

　あるときクリスティーンがこう言いました。「私に残された時間には限りがあります。自分の状態は死に向かっているのだと自覚すると，神との関係を深めたいと意識的に思うようになるのです」。抑うつ状態から立ち直った彼女は，医師が予想したほど急速には病状が進行していないことに気づきました。そうして彼女が得た余剰の時間は，同じように認知症の診断を受けた人たちを助けたいと手をさしのべる機会になったのです。

5. 診断の衝撃

　クリスティーンのように若くして認知症を発症した人たちは，本人がキャリアを積んでいる最中であることが多く，まだ幼い子どもがいたり，金銭的な負担があったりします。そんな中で，すべての役割や期待が突如として崩れはじめ，ついには認知症の診断を受け入れざるをえなくなります。新しく診断を受けた人の中には，"世界が壊れる"という言葉でそれを表現する人もいます。診断をやすやすと受け入れられる人などいません。診断を受け入れるには，時間と特別な愛とケアが必要です。クリスティーンの場合は，病気が進んでから前頭側頭型認知症との再診断を下されました。このような再診断を受けることは若年認知症ではめずらしくないのですが，彼女が認知症の人たちの代弁者として勇気を出して声をあげたのを見て，新たな診断を受けたということはそれ以前は認知症ではなかったのだと勘違いする人までいました！　それは認知症を取り巻く俗説が，精神病的な意味合いを帯びて

いるからでしょう。アルツハイマー型認知症であっても，他の種類の認知症であっても，認知症に対する態度の根底には怖れがあります。話すことができる認知症の人は認知症ではない，という間違った先入観で見てしまいかねないのです。

認知症の診断を受けたとき，クリスティーンはキリスト教徒になってわずか数年しか経っていませんでした。当時彼女は，生活の役割を含む自分の世界はまさに崩壊しそうだと感じていましたが，そうした中で，信仰の力によって，彼女の意識は希望へと向かっていったのです。彼女は「自分がなくなってしまう」というひどい怖れについて話しましたが，実はこの怖れは本人の親戚や友人の多くにもありました。彼らは，認知症が進んだらその人ではなくなってしまう，ただの抜け殻になってしまう，と考えていたのです。かつてはこのような考え方が一般的でしたが，キットウッド[8]や，ゴールドスミス[5,6]，ヒューズ，ロウ，サバトによる発表[7]などはそれに異論を唱えるもので，たとえコミュニケーションが困難になってもその人でありつづけることを肯定するという別の見方を示しました。

6. 認知症の人とコミュニケーションすることの複雑さ

認知症の診断後に，認知症の本人とその家族が，本人が経験していることについて話すのは難しいと感じるのはよくあることです。それは平行線をたどる2つの会話のはじまりになりかねません。1つは家族とケア提供者との会話。もう1つは本人とおそらく医療スタッフとの会話。そのような状況になれば，認知症の本人は何でも自由に話せる人を1人も見つけられなくなってしまうかもしれません。最悪の

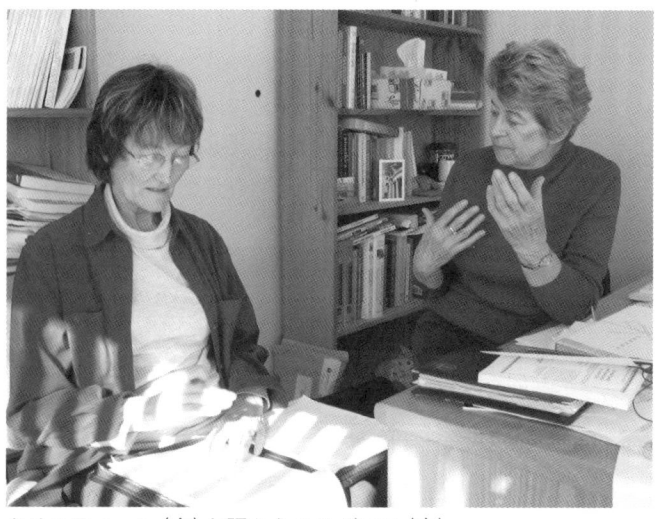

クリスティーン（左）と語らうエリザベス（右）

場合には，認知症とともに生きる人に対して，その人の怖れ，希望，心配事を聞く人が誰もいなくなってしまいます。認知症の人はすでに必死に努力してコミュニケーションしていますから，しかるべきときに適切な言葉を使って話をするようなことは，あまりにも難しすぎてできないかも知れません。

　私の母が認知症になって高齢者の入所施設にいたとき，「お母さんはあなたが誰かわかりますか？」とよく聞かれました。これは私にとっては間違った質問でした。母に私が誰かわかるかどうかなど，私が知るわけがありません。母の認知機能のテストをしているのではないのですから。しかし，たとえ母と私の関係が変わってしまったとしても，私の母は，私の母です。この病気特有のコミュニケーションの難しさについて肝心なことは，私はどうしたら母に，あるいは他の認知症の人に，手をさしのべてコミュニケーションをすることができるかです。クリスティーンはこう言いました。「私があなたを知っていることは，自分でもわかります。でもどうしてあなたを知っているのかは，わかりません。」これは認知症におけるコミュニケーションの処理の困難を表しています。あるとき彼女はこうも言いました。「たとえその人の名前を忘れてしまっても，まだ誰なのかはわかります」と。彼女は人とその名前を処理する能力の一部を失いましたが，その人を知っているというのは，その人の名前と顔を正しく一致させる以上のことです。クリスティーンはその人を知っていることは自分でもわかるけれど，その人に付けられた名札は失くしてしまった，とも言えるでしょう。誰かを知っているという感覚は，名前や名札を外側に付けることよりももっとずっと深いものであることを，私はクリスティーンとのつきあいから多く気づかされました。「それはまるでパソコンの中でファイルがごちゃごちゃになってしまうようなもので，名前は思い出せないけれど，その人が誰なのかはよくわかっているのよ」と彼女は言ったものです。

　ダマシオが行った神経学の研究の一部[4]は，クリスティーンのような認知症の人に起きていることを説明する助けとなるかも知れません。認知機能を調べる現在の検査では，認知症を抱えて生きている人の思考，理解力，行動についてあまり多くを説明することはできません。感情と感覚には複雑な起源があるというダマシオの理論によれば，クリスティーンには神経学的機能の諸要素がまだ残っていて，彼女の「知っている」という感覚をうまく説明できるようです。コミュニケーション上の問題について，クリスティーンはこんなことを語っています。「あなたと交わしたやりとりの記憶に私が入っていくためには，もっとたくさんの手がかりが必要です。あなたが誰なのかがわかるためには，たくさんの役に立つヒントが必要なのです。でもそれが得られれば，途切れていた私の記憶は，途中どこかで一瞬だけよみがえります。」彼女は，変化していく自分の認知機能と向き合い，記憶がつながるようにするために，自ら工夫を編み出しています。「私は名札を思い出さずに生

きる方法をゆっくりと学んでいます。あなたの名前や，私の名前という名札さえも。顔は知っていますし，どこかでつながっていることもわかりますが，私はなぜ知っているのか，何を知っているのかがわからないのです」[3]。

7. 診断後の対応

　高齢者ケア施設のケア提供者の中にも，認知症の人に認知症の話をするのは難しいと感じる人がいます。認知症の本人に対して診断のことを話すべきかどうかも，いまだに一部で議論になっています。私は自分が親しくかかわった認知症の人たちについてしか言及できませんが，認知症について自由に話せる人のほうが病気とうまくつきあっていけるように思われます。ただ，認知症の症状は複雑で，症状の経験のしかたも人によって大きく異なります。認知症の人がその病気と生きていくのにどれだけ機能できるかは，その人の性格と過去への向き合いかたが明らかに関係しています。

　認知症に対する子どもたちの反応にはつらいものがあります。自分の父親や母親が死ぬことを知りたい子どもなどいません。認知症で死ぬなら，なおさらのことです。そのときに，私たちはどう手助けしたらよいのでしょうか？　効果のある医療ケアも重要ですが，スピリチュアリティおよびスピリチュアルケアの領域では，「よい状態」の本質とともに，必要な時に希望と生きる意味を見つけることが大切です。そこには，認知症の人とともに歩みながら，その人が人生の意味と認知症の影響について考えるように助けることも含まれます。認知症の人にしっかりとかかわり，ニーズを適切に評価することによってケアを個別化することが極めて重要です。なにより，認知症の人は常にケアの中心でなければなりません。その人のアイデンティティを支え，認め，パーソンセンタードケア[8]をしっかりと行うことです。その人を知る努力をし，その人の欲求に応じることが，質の高いケアのためには不可欠です。認知症の人の中には，自分が認知症であることを知りたくないように見える人もいますし，認知症になった意味について考える機会がないまま現在に至っているような人もいますが，どのような経歴であれ，認知症の人には愛情と支援が必要なのです。

8. クリスティーンの旅路の到達点

　私たちを最初にこの認知症への旅に引き込んだのは，クリスティーンの信仰でした。そしてこの10年間，彼女は信仰によって持ちこたえてきました。その彼女との意思疎通がだんだんむずかしくなってきたことがわかれば，信仰の共同体は彼女を支援してくれるでしょう。この病気は，人間の相互依存性というものをはっきりと見せてくれます。社会では自律性と自己充足性が過度に強調されるのに対して，認知症は保護膜としての外面の殻を剥ぎ取ってしまうため，認知症の人は相互依存ではなく自主独立に価値を置く共同体の中に弱ったまま放置されてしまいます。それに対するキリスト教の強みは，キリストの体を通して作り上げられた，相互依存を可能にする共同体です。ボディ オブ クライスト（キリストの御身）とは，それぞれの宗派や信徒のグループから成る共同体を説明する言葉です。私たちはお互いを必要としています。認知症の人は，認知症ではない人に対して，その瞬間に生きることの意味を教え，一生懸命に他者とつながろうとする姿を見せて，インスピレーションを与えることができます。

　信仰の面から言えば，認知症は病状が進んで重くなるまで，人と人を深く結びつける機会も提供します。その後は，信仰の共同体は認知症の人の記憶となり，支援者となり，養育者となります。信仰の共同体の支援の大切さを認識したクリスティーンはこう語っています。「私自身が，私の性格が，私らしさが崩壊していく旅を歩んでいくとき，私が神とつながっているためには，あなたの支援がさらに必要となるのです。」彼女はキリスト教徒的な感覚でこうも言っています。「いかなる段階においても私を見捨てないでください。なぜならば，聖霊は私たちの頭脳や意識で

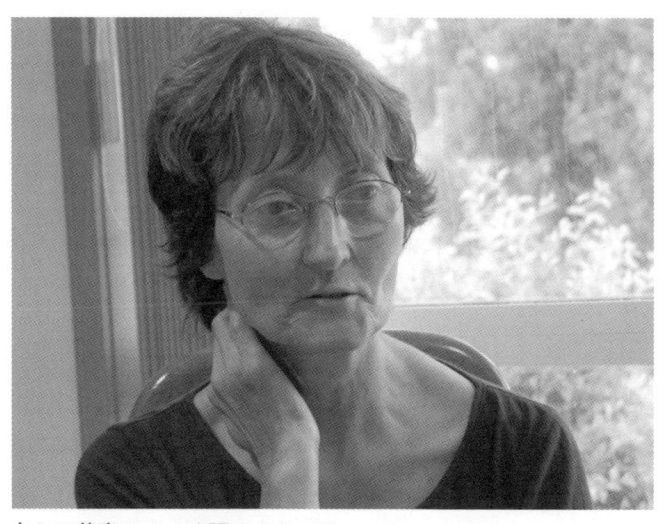

自らの著書について語るクリスティーン

はなく，私たちの魂と霊によって，私たちを結びつけているのですから．私を助け，私と一緒に歌い，ともに祈り，私の記憶となってください．」彼女の信仰の真髄は，最も深いスピリチュアルな次元で，霊と霊として，人とつながることです．そのつながりの中で，認知症の人は思いやり深くケアしてくれる共同体のスピリチュアリティに養われ，支援されます．キリスト教徒である彼女にとって，聖霊とは私たち1人1人の中にある神の存在であり，その聖霊はスピリチュアルな友情によって私たちをしっかりとまとめているのです．

9. スピリチュアル回想法の誕生

　私はクリスティーンと親しく旅をともにしてきましたが，私が彼女の中に見たものや，彼女の感情的，精神的に機能し続ける能力は，はたしてクリスティーンだけに固有のものかどうかを問題にしなければなりませんでした．他の認知症の人でも同じようにできるのだろうか，という疑問もありました．クリスティーンは診断されたときの知的レベルが高かったから，あれほど上手にできたのでしょうか？　それとも，支援の整った環境で他者と分かち合う機会が与えられれば，他の認知症の人でも同じように反応するのでしょうか？　あるいは，クリスティーンは認知症になっても人並みはずれた人物だと，証明されるだけなのでしょうか？　クリスティーンとの旅で私が学んだことが，他の人に対しても通用することを見極めるためには，証拠が必要でした．このような経緯から，私は研究資金を得て，認知症の経験について調査し，認知症の人が生きる意味をどこに見出すのかを調べることにした

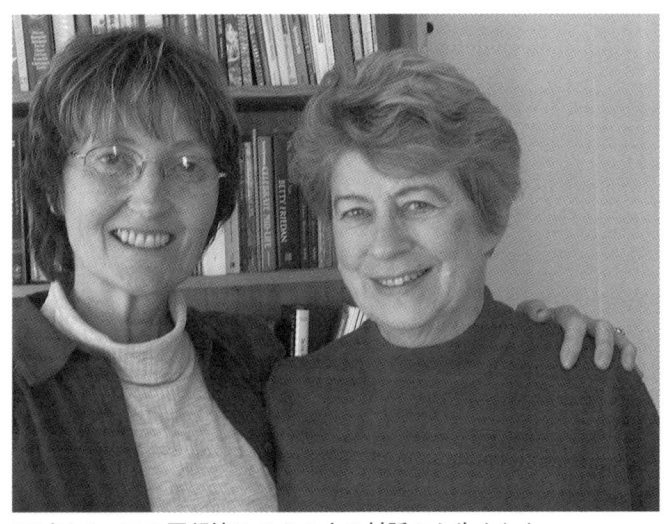

スピリチュアル回想法はこの2人の対話から生まれた

のです[13]）。認知症の人とより効果的にコミュニケーションする方法についての研究を，私は現在も続けています。そして認知症の人の抑うつ症状を軽減するためのプログラムを試験的に行っています。その継続中の研究の成果のひとつが，スピリチュアル回想法をファシリテートするための本書なのです。

10. 生きる意味と認知症

　もしも認知症について話すことができ，認知症の診断の意味を信頼できる人と分かち合えるならば，それは認知症の人にとって大きな助けとなるでしょう。さらに，そこで自分にとっての意味を見つけて受け入れられれば，希望と幸福への道を開くことができるでしょう。これはスピリチュアルな領域でのことです。

　一般的に，若いうちは人生の深い意味について考えたり，自分が生きる意味や目的をふりかえったりし始めていないので，スピリチュアル回想法はさほど関係ありません。しかし若くして認知症を発症した人の場合は，診断をきっかけとして自分のアイデンティティや生きる意味の危機に直面するので，その点で特に効果があるといえます。スピリチュアル回想法は，認知症の人の「よい状態」（ウェルビーイング）の中心となる問題に向き合っていくためのひとつの方法です。スピリチュアル回想法，スピリチュアルケア，スピリチュアルディレクションを行うならば，認知症の人を裁いたり，あれこれ命令したりせずに，ただその人の話を聞き，1対1でその人の重荷を分かち合うことが，少なくともできるはずです。信頼，寛大さ，愛情は不可欠です。また，可能性に対して開かれていること，つねに希望を持っていることも大切です。

　スピリチュアルケアがもたらす信頼は，認知症とともに生きていく上での精神的な成長と，新しいありかたを受け入れるための礎となります。その信頼があれば，「私には何ができなくて，何になれないのか」と問うかわりに，「私は何ができて，何になれるのか」へと焦点が変わります。スピリチュアルなアプローチを使えば，認知症の人がその病気とともに新たに生きていく場所で，その人のアイデンティティをもう一度肯定するように援助できるのです。そのような働きかけはその人の存在の核にまで達し，大切でないものは剥ぎとり，大切なものに焦点を絞り込むことを可能にします。スピリチュアル回想法のプロセスは，常に認知症の人を尊重し，支援します。認知症の旅においてその人であることを肯定し，その人の一番深いところにある怖れや希望を分かち合うように導きます。認知症の人がただ「存在すること」ができるような，安全な場所を提供します。

　認知症の旅は複雑で曲がりくねっています。認知症というものがあまりにも怖れ

られているために，単なる診断の知識だけでは人々は孤立してしまいかねません。この病気は，診断を下された本人だけではなく，家族や親しい友人にも影響を与えます。友達はおろか家族さえも本人のそばにいることをやめてしまったり，病気が進むと会いに来なくなったりします。けれどもクリスティーンがはっきりと示してくれたように，認知症の人とコミュニケーションすることは可能です。ですから認知症がそのコミュニケーションの妨げになることを許してはいけないと思うのです。

参考文献

1) Boden, C. (1998) *Who will I be when I die?* Pymble : Harper Collins Religious.
2) Bryden, C. (2005) *Dancing with Dementia : My story of living positively with dementia.* London : Jessica Kingsley Publishers.
3) Bryden, C. and MacKinlay, E. Dementia : A Journey Inwards to a Spiritual Self. In MacKinlay, E.B. (ed) (2008) *Ageing, Disability & Spirituality : Addressing the challenge of disability in later life.* London : Jessica Kingsley Publishers. p 134-144
4) Damasio, A. (2003) *Looking for Spinoza : Joy, sorrow and the feeling brain.* Orlando : Harcourt Inc.
5) Goldsmith, M. (1996) *Hearing the voice of people with dementia : Opportunities and Obstacles.* London : Jessica Kingsley Publishers.
6) Goldsmith, M. (2004) In a Strange Land : People with Dementia and the Local Church. Southwell : 4M Publications.
7) Hughes, J.C., Louw, S.J. and Sabat, S.R. (eds) (2006) *Dementia mind, meaning, and the person.* Oxford : Oxford University Press.
8) Kitwood, T. (1997) *Dementia Reconsidered.* Buckingham : Open University Press.
9) MacKinlay, E.B. (ed) (2008) *Ageing, Disability & Spirituality : Addressing the challenge of disability in later life.* London : Jessica Kingsley Publishers.
10) MacKinlay, E.B., Trevitt, C. and Hobart, S. (2002) . *The Search for Meaning : Quality of life for the person with dementia.* University of Canberra Collaborative Grant 2001. Unpublished Project Report February 2002.
11) Ratnavalli, E., Brayne, C., Dawson, K., Hodges, J.R. (2002) The prevalence of frontotemporal dementia. Neurology, 58, 11, June, 1615-1621.
12) Trevitt, C. and MacKinlay, E. (2006) "I am Just an Ordinary Person …" : Spiritual Reminiscence in Older People with Memory Loss. *Journal of Religion, Spirituality and Aging,* 18, 2/3, 77-89.

13) Trevitt, C. and MacKinlay, E. (2004) 'Just because I can't remember …' Religiousness in older people with dementia *Journal of Religious Gerontology,* 16 : 3/4, 109-122.

Ⅲ. 認知症ケア新時代

「希望」に向かって共に歩み続けよう
認知症とともに生きる人の声に
耳を澄ませながら

永田久美子

これまでの認知症ケア

ケアはそれを必要としている人たちに向き合いながらのゴールのない営みです。

本書「認知症のスピリチュアルケア」を通じて，わたしたちが何を学び，どう進んでいくかを考えてみるために，少し遠回りですがまずはこれまでの国内での認知症ケアの歩みを振り返ってみたいと思います。

これまで長い年月にわたって，本当に多くのケア関係者が，認知症の人のケアに日夜取組み，さまざまな「ケアのあり方」を模索してきました。

1970年代，在宅での家族による介護が限界になった人の受け入れ先として大型の施設・病院が次々と開設されるようになり，ケアの理念が皆無の状況下で多数の利用者の食事介助，おむつ交換，入浴介助などを職員がいかに効率的に管理・処遇するか，集団ケアのためのあの手，この手の工夫が行われ始めました。

1980年頃からは，職員を悩ます「問題行動」に「よりうまく対応する」ために，問題対処の方法やハウツーがさかんに編み出されるようになり，そのための道具，たとえばおむつを外さないためのつなぎ服，たちあがらないためのセーフティベルト，利用者が開けられない出入り口の鍵など，現在では人権上問題とされるさまざまなものが開発され，そのうまい使い方を職員が学んでいました。また，医学や心理学の専門的な観点もふまえ，記憶や見当識，排泄機能や嚥下機能など一部の機能を観察・評価し，それらを改善・強化しようとする療法やケアの手法が次々に登場しました。これら1970～1980年代にルーツをもつ「ケア提供側の視点や判断基準に基づき，本人の状態や生活をコントロールする」提供側本位のケアのあり方は，形を変えながらも現在の多くのケア現場のひとつの底流になり続けています。

一方，1990年前後から，こうしたケアのままでよいのか，もっと1人1人の暮らしを大切にした関わりができないか，という見直しが各地でなされるようになりました。大型施設の中でも食事や入浴，排泄，外出などを1人1人の状態や希望に添って行うなど，個別ケアの先駆けとなる試みが各地で行われるようになりました。その試行錯誤をしたケア職員や運営者の中から，もっと1人が当たり前の暮らしを送れるように，個別な関わりを行える場の必要性が提起されるようになり，少人数で家庭的な居住の場の独自開設が各地で始まりました。それらの場には，自宅や大型の施設・病院で対応が困難な問題ケースとされて行き場を失った人がたどり着くことが多くありましたが，個々に添った関わりを通じて困難とされていた問題がなくなったり，本人が自分なりの安定や暮らしを取り戻す人が次々に現れ，従来のケアのあり方や認知症ケアの制度全体を抜本的に見直す大きな布石になりました。

2000年に公的介護保険がスタート以降，サービス事業者の急増や制度としての枠組みが強化される中で，1970年代とあまり変わらない集団管理や問題対処のケ

アに奔走するケア職員が「増産」されてしまっている現状があります。こうした流れの中でも、それまで積み上げられてきた個別の存在や暮らしを重視するケアをさらに深めながら、その人らしさや当たり前の権利を個別に支えることを明確なビジョンに掲げたケアが各地で活発に実践されるようになりました。また、そうしたケアを一部の職員や一部の場のみではなく自宅でもグループホームでも施設・病院でも、どの段階やどのサービスの場でも実践するための方法としてセンター方式^{註)}が開発され、地域の関係者が共通方法として活用し認知症を発症した初期からターミナルまで、本人の視点にたった継続的なケアを実践しようとする取り組みが各地で展開されるようになってきました。また、同じく2000年前後から、パーソンセンタードケアの考え方が少しずつ広がり始め、その具体方策としてのDCM（認知症ケアマッピング）や、認知症の人のコミュニケーションを深めていくバリデーション法などを通じて、本人の尊厳を支えるケアをめざした取り組みも広がっています。また、本人が築いてきた生活や文化、地域社会とのつながりを重視し、それらが断ち切られないように地域に密着した支援を行うことを通じて、1人1人の尊厳を守ろうとする取り組みも各地で広がりを見せています。

　以上、主な流れだけをたどってみましたが、認知症ケアに関して他にもこれまで多数の独自の発想や方法が創りだされてきました。

　いずれにしても、改革というと大げさのようですが、1つ1つが認知症の人への視点や考え方、関わりのあり方、環境や運営面の根本的な見直しも求められるまさに改革といっても過言でない変革をケア現場は次々と体験してきました。認知症ケアは、本人のかたわらでケアを実践しながら「こうしたケアでいいのか」、ケア関係者自身が自問自答し、見直しを繰り返す中から、一歩ずつ歩を進めてきた道半ばの過程だと思います。

> センター方式：認知症介護研究・研修センター（東京・仙台・大府）を中心に開発された「認知症の人たちのケアマネジメントセンター方式」の略称。

これまでのケアでいいのか
──語りだした本人たちの声と姿を通じて

　一方、こうしたケア関係者なりの努力は、認知症の人自身にとって何をもたらし、また何を生み出すことができているのでしょうか？

　確かに最近では、関わりによって、心身の状態の安定・改善がみられたり、本人なりの生活の維持や回復、本人・家族の喜びなどがもたらされている状況が多数報告されたり、多くの現場でそうした場面を生み出せるようになってきました。

　その上で今あらためて、「認知症の人自身は……」と問い直すべき時期にきていると思います。「本人の尊厳を支えるケア」「本人本位のケア」等、理念を掲げてケ

アに懸命に取り組んだり,「よりよいケア」のための見直しや試行錯誤に力を注いでいるつもりでも,ケアのための「本人」であって,いつの間にか本人自身を置き去りにしたケアに走ってはいないでしょうか？

その大きな課題をケア関係者に鮮烈に投げかけてくれたのが,クリスティーン・ブライデンです。クリスティーンは,2冊の著書,そしてこれまで3回にわたる来日や放映された番組等を通じて,認知症になると本人の内面や生活で何が起き,本人自身が何を感じ,何を求め,どう生きていくのか,それらを克明に伝える努力をしてきています。

クリスティーンの語りを通じて,私たちは多くのことに気づかされ,学ぶことができました。

・認知症の人が何もわからなっていくわけでも受動的な存在なのではなく,「闘いのような毎日の連続」の中で自分を保つための懸命の努力をしながら当事者ならではの認知症とともに生きる技を編み出していること。

・「ジェットコースターのような旅」のような経過の中で,「ブラックホールのように思いだせない人生」に直面しながら,自身が消え入りそうな恐怖を体験しており,それに気づかない周囲の人々やケアの専門職にまなざしやかかわりによって,無数のダメージをうけていること。

・絶望の淵に陥りながらも,その過程を通ることを通じて,自分の存在の最も深いところにある核となるもの,人生を貫いて自分が生きていく上でもっとも大切なことを模索し,今を生きる意味,そして希望を見出していくこと。

・記憶や思慮にとらわれずに,大切な核を源に,全身全霊で「今,一瞬一瞬」を生きていること。

・厳しい現実に向き合い,自身の歩みを進めていくためには,語り合う仲間や揺れながらもその時どきにあわせて一緒にダンスを踊るようなパートナーを求めているということ。

これらはクリスティーンが語ってくれたことのごくごく一部であり,彼女の言葉や姿の中には,認知症とともに生きる人にとっては日々の中でどんな壁が立ちはだかっているのか,それを越えていくために本人が何を求め,何が大切なのかがあふれています。

クリスティーンの登場によって,認知症の人の思いや力に気づいていなかったケア関係者や社会の人々は大きな衝撃をうけました。また,むしろそれまで「本人の力を大切に」「本人の視点で」「本人のために」ととりくんできたケア関係者の衝撃の方が大きかったと思います。「自分たちがとらえていた本人とはなんだったのか」「本人のためのケアといいつつ,ケアのために本人を知ろうとしていたにすぎなかったのではないか」「本人自身の深い苦闘を知ろうとしていたか,その苦闘を支え

るどころか，ケアや支援と称して，自分なりに生きようとしている本人を，かえって混乱や失望におとしいれていなかったか」「苦闘しながら本人なりに生きる意味や希望を探し求めていることに気づけ，真摯に向き合えていたのか」などなど，クリスティーンに触れたことで，ケア関係者は本当の意味での自問自答が始まったと思います。

さらに，クリスティーンに触れた国内の認知症の本人たちの姿からも，わたしたちは多くのことに気づかされ，新たな歩みを始める勇気をもらっています。クリスティーンの来日や番組を待ちわび，クリスティーンの言葉の1つ1つに聴き入っていたりその姿を食い入るように見つめていた人たち，決して平易ではない訳書をいとおしむように読み進めたり，家族に何度も何度も読み返してもらいながらうなずいていた人たち，そしてそれらの人たちのうちから，勇気をもって自らの体験を公の前で語りだした人，仲間同士のつながりや語りあい，支え合いの場を作りだし継続していくための作業を担ってくれている人，など。

クリスティーンや国内の認知症の人たちの声や姿を，気づきや学びで終わらせずに，すぐ傍らにいる身近な本人，1人1人の関わりにどう活かし，本当の意味での本人にとってのケアにしていくことができるか，ケア関係者1人1人への宿題です。

ひとつの道標がここに──エリザベスからの学び

クリスティーンが認知症と直面し，苦闘を乗り越えながら歩むパートナーとなったのが，発症後に結婚した夫のポール，そして本書を記したエリザベスです。

エリザベスは，専門職として何かをしてあげるのではなく，本人と共に歩む，パートナーとして寄り添うことが大切と語っています。

「してあげる」のではなく，「寄り添う」。

これは，国内でもこれまでケアの先人が伝えてくれてきたことでした。その言葉に触れるたびに，その大切さやそのあり方を意識したつもりでも，日々のケアの中では実践に移すことが難しかったり，「寄り添うこと」がかたちで終わってしまいがちでした。

エリザベスは，クリスティーンとの歩みをもとに，ケアを志す人誰もが，認知症のある人や高齢者に「寄り添いながら」ともに歩み始めていくための方法として，スピリチュアル回想法をつくりだし，それを一歩一歩学んでいくための学習教材として本書をつくりました。1ページ目にあるように，このスピリチュアル回想法は，回想自体が目的ではありません。人と人としてコミュニケーションしていくための方法であり，大切なねらいは，老いや認知症が深まる中で，その人自身が見失いが

ちになる「自分の核となるもの」を本人が振り返り，それを現せるための対話を続けること，そしてその過程を通じてその人とより有意義な時を共にできるようになることです。

エリザベスは，方法を知識として覚えたり，形式的に現場で「スピリチュアル回想法」を行うことを勧めてはいません．本書の＜考えてみましょう＞にそって，まずはケア者自身のそれまでの体験や考えを振り返り，自分が自分として生きていく上で大切なことは何か，を実感をもってみつめ直してみる準備過程が重要です。

現場で形をなぞって直接新しいことを始めるのではなく，＜考えてみましょう＞を手がかりに，自分はどうか……，この機会に一歩一歩振り返る体験をしてみましょう．きっと，少しずつでも時間をみつけることで，誰でもできるステップです．

また，自分が考えてみたことを，誰かケア仲間に伝えてみたり，＜考えてみましょう＞の内容を，素朴に問いかけ，一緒に話し合ってみましょう．これらの内容を，一緒に話し合える仲間ができることがとても大切です．ケア関係者に関わらず，家族や友人，あなたにとって大切な人と話し合ってみることができると，思いがけない気づきを得られると思います．

実際に，認知症の人に活かしてみようとする場合，本書にあるような小グループでの方法と，1人1人，個人に活かす方法があります．本書にあるような質問は自分のところの利用者には無理だ，と決めつけないで，本人の傍らで時を共にし，本人の中に必ずある大切なものに語りかけるつもりで本人に問いかけてみるチャンスをつくってほしいと思います．

その際，エリザベスも強調しているように，あなたが相手から答えを引き出すことや相手を楽しませることが目的ではありません．単なるアクティビティではなく，人生の旅路のそれぞれの地点にいる本人と出会い，本人にとって，そしてあなた自身の貴重な旅路で交わることのできた「その時」を，共に分かち合う体験をまずは「体験してみること」が肝心です．ほんの短い時間の体験でもいいのです．(小さな)体験を地道に積み重ねていきましょう．

認知症の診断名やレベル，居場所にかかわらず，あなたからの語りかけやあなた自身の存在を待っている人が，あなたの周りにきっとたくさんいることでしょう．

この方法は，本人が生きていくことのすべてを支えられるわけではありませんが，本人が生きていく上で大切なことを守り，他のあらゆるケアや関わりの重要な基盤になっていくはずです．

Ⅳ. 日本のケア現場との接点
エリザベスとの出会い

武 田 純 子

人生のなかばで認知症となり，自分の意思とは違った形の人生を強いられることになった方々の苦悩。計り知れない絶望の日々。そこから，何かを目指して，目的を持って生きていけるために何が必要なのか。私たちは誰しも人生を生きていくとき，大きな失望や挫折を味わい，時が解決してくれるとじっと耐えた経験が1度や2度はあるでしょう。しかし，進行する病気で治療法がない認知症になった場合，本人が前向きに，納得して人生を生きるためにどのような支援があり得るのでしょうか？

　私が初めて認知症の人と出会ったのは1988年，高齢者専門の病院で看護師として働いていた時のことでした。当時，認知症に対する医療とは，家庭内での介護が難しくなった人を収容し，向精神薬や抑制帯を使って行動を制止することを意味していました。人間の命をボロボロにする医療に疑問を抱き，看護の限界を感じていました。そんな中，1996年にグループホームの存在を知り，2000年には中古の民家を改築し自分のグループホームを始めました。障害に手を差しのべるケアによって，認知症になった高齢者が，「穏やかな生活」を送れることを実感しました。しかし，私の中には新たな疑問が湧いてきていました。その頃言われ始めた「尊厳あるケア」とは何か？　悲しみも怒りもない「穏やかな生活」を目指すことに物足りなさを感じながら，どうすれば抜け出せるのか分からなかったのです。

　その時，私たちに一筋の光明をもたらしたのが，クリスティーン・ブライデンでした。認知症と診断されたクリスティーンは「自分は誰になっていくのか？」という問いを持っていましたが，やがて「自分は自分になっていく」と確信していきました。そのことを書いた本は，世界中の認知症の人に勇気と希望を与えました。私はクリスティーンの言葉と出会い，本人の視点に立つことで，尊厳あるケアへの手がかりを得ました。本人の言葉を聴き，できないことだけを支援し，環境に配慮しながら最期まで支えることではないかと。そして，私がクリスティーンと同い歳であったことから，2006年に若年認知症専門のグループホームとデイサービスを始め，50代で認知症と診断された後藤靜二さんと川窪裕さん，そしておふたりの妻たちとのお付き合いが始まりました。

　そこでまた，新たな問題に直面します。人生のなかばで突然認知症と診断され，回復する望みもなく，退職や入院，介護施設での暮らしを強いられる。本人も家族も，これからの人生はどうなってしまうのだろうかと悩み，絶望し，生きる気力を失う。さらにどうにもならないこの状況に時には怒り，時には嘆く。それを医療は周辺症状と呼ぶけれど，人間として当然の心の動きではないか？　支える側が現実から逃避し，心の叫びを聞くことができなかったなら，本人は孤立し，さらに苦しみを深くしてしまうのではないか？　と考えたのです。若年認知症の人が病気を受け入れ，今を精一杯生きるということについて，どんなサポートができるのか，試

行錯誤を繰り返す日々を続けました。やがて，川窪さんが学生時代，クラリネットに打ち込んだことがあったのを知ったことから，2組のご夫婦と私とで楽団を結成し，各地で演奏とともに体験を語る活動を始めました。

2008年9月，私たちの楽団はオーストラリアを訪問しました。クリスティーンとポールに会い，自分たちの辿ってきた道とこれからについて話しあいたいと思ったのです。そこに同席したのが，エリザベス・マッキンレーでした。私はこの時初めて，診断直後のクリスティーンが病気に向き合って，さらに自分の体験を本に書き，大学に行って博士となり，結婚相談所を通じてポールと出会い結婚した，その旅路の傍らにエリザベスの存在があったことを知りました。そして，エリザベスが，クリスティーンに必要だったサポートは他の人たちにも必要ではないかと研究を重ねた結果として「スピリチュアル回想法」を開発したことを知って，驚きました。また，エリザベスも私たちの音楽活動について，スピリチュアリティに通じる実践として大変喜び，関心を持ってくれました。

信仰の有無に関わらず，どんな人も必ず最期の時を迎えます。ところが，その時が近づいているのを実感すると，自己喪失の不安に襲われて，その人の傍にいる家族や支援者も，どのように向き合ってよいかが分らず，一緒に不安になり，現実逃避するような場面を数多く見てきました。しかし本当は，その人は今まで生きてきた人生を振り返り，自分なりの調整をつけるべき大切な過程を生きておられるのではないでしょうか。その過程を進むサポートをするための具体的方法が，スピリチュアル回想法なのでしょう。

若年認知症のご夫婦2組と私たちとのお付き合いは，3年半になろうとしています。ご本人たちは時折，「この病気によって多くのものを失ったが，それ以上に人としての絆は強まった」「今できることを社会に向かって伝えたい」と口にします。認知症という病気にしっかりと向き合い，音楽を通して社会とつながっているので

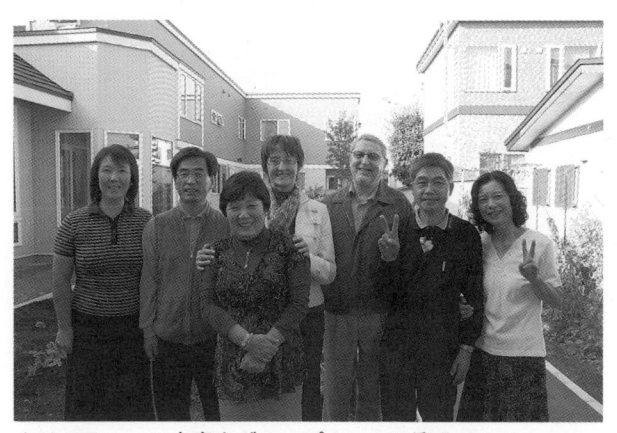

クリスティーン夫妻をグループホームに迎える

す。今後，さまざまな意味で厳しい現実と向き合っていかなければなりませんが，しっかりとご本人たちの言葉を聞きながら，共に歩んでいこうと考えています。本人と家族が生きる意味を探り続ける過程を登山にたとえるならば，私たちのグループホームは，その道筋を物心両面でサポートし，立ち返ることのできる，ベースキャンプでありたいと考えています。

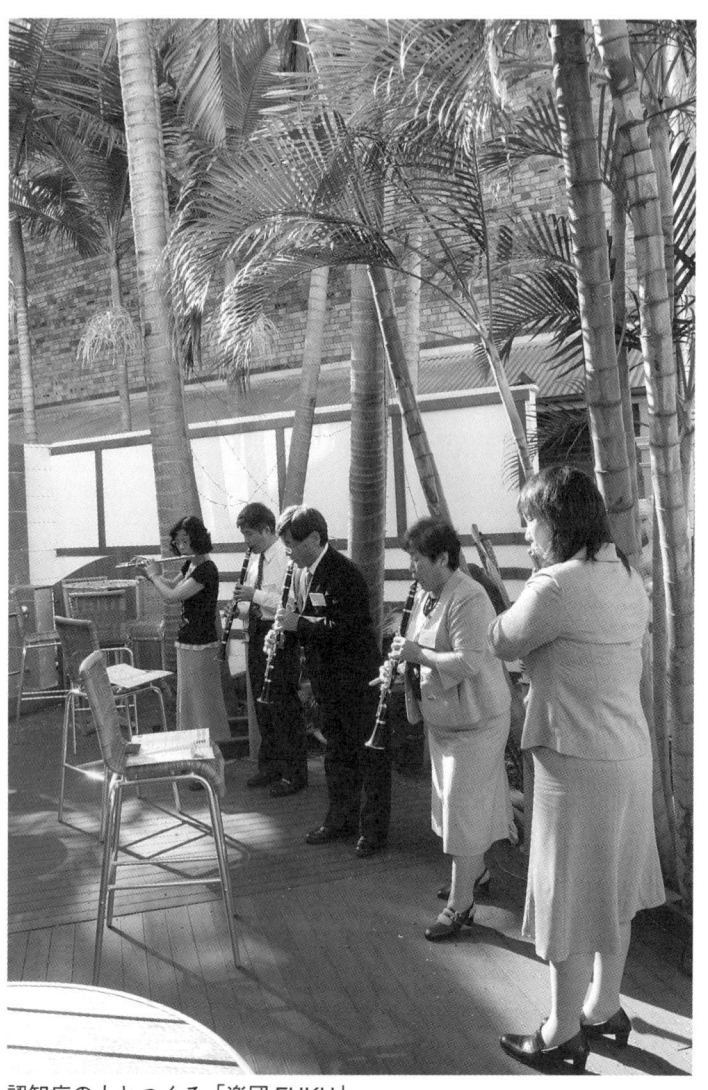

認知症の人とつくる「楽団FUKU」

V. エリザベス・マッキンレー取材記

その人自身の文脈で一番深いレベルで考える

川村 雄次

「認知症とともに生きる」という新しい生き方

　「闘病生活」という言葉はいつから使われるようになったのだろう？　病と闘って勝てるのならばよいが，闘っても勝ち目がない時，人間には敗北があるのみか？　人生は終わるのか？　その後の人生は，能力も可能性も失うのみで，新たに得るものは何もなく，生きるに値しないものか？
　「否，『病とともに生きる』という新しい生き方がある。」
　2003年秋，クリスティーン・ブライデンは，松江と岡山で行った講演において，そう表明した。その8年前に46歳で認知症と診断されてから，自分が消えてなくなってしまうのではないかという恐怖を抱きつつ「生きながらの死」と直面し，そこから解放される道を求め続けてきた自分自身のことを，彼女は「サヴァイヴァー（生き延びてきた人）」と呼ぶ。そして，この危機に対処するために獲得した「知恵」を分かち合いたいと語ったのである。私は，テレビの撮影，音声スタッフとともにこの言葉を聴き，番組を制作し，放送した。それから6年，クリスティーンが「新しい生き方」をいかにして見出したかを辿り，その「知恵」を享受するために必要な医療とケアを求めて，番組を作り続けてきた。クリスティーンの言葉に突き動かされ，導かれての旅だった。その道筋で出会ったのが，本書の著者エリザベス・マッキンレーである。だが，私たちが最初からエリザベスの果たした役割の重要さに気づいていたわけではなかった。
　クリスティーンの講演は，当時まだ「痴呆」と言われた認知症についての常識を根底からひっくり返すものだった。「本人は何も分からないからよいが，家族が大変」などという言説が過去の残滓に過ぎないことを証明し，認知症の人の「心の世界」の推察へと誘った。とりわけ私たちを驚かせたのは，診断後，彼女が結婚相談所を訪ね，新たな伴侶ポール・ブライデンを得ていたことであった。出会って直ぐ，クリスティーンは，自分が認知症であることを告白。ポールは「そのことなら何とかなると思う」と答えたという。2人の姿は，認知症とともに前向きに生きるという「新しい生き方」があることの生きた証だった。その鍵となるのが，「ケアパートナー」である。ひとことで言うならば，「認知症のあるなしにかかわらず，自分とともに生きることを心から喜びとしてくれる人」である。常にでなくともそういう人がいると思うことができるならば，生きていてもよい，生きていたいという希望を持つことができる。

認知症は「未知の病」である

　来日講演の翌年の4月と7月，私はスタッフとともに2度オーストラリアを訪ね，クリスティーンの生活の場に入り込んで取材させてもらった。クリスティーンは2冊目の，そしておそらく彼女の生涯最後になるだろう著書を執筆している最中だった。NHKにおいてドキュメンタリーの制作は，ディレクターを核にして，撮影，音声，プロデューサーなど，それぞれの役割を担うスタッフでチームを組んで行われる。ディレクターによってその役割の分担の仕方は異なるが，私の場合，ディレクターの役割は交差点のようなものと考えている。全てスタッフは自由対等に意見を述べ合い，ディレクターは自分の周りを縦横に行きかう意見を聴き，進むべき方向を決める。交通整理の機能を備えた交差点。その時その時に決める「とりあえずの方向」の集積によって旅が続けられ，番組ができてくるのである。そうしたチームの中で，オーストラリアの取材で決定的に重要な役割を果たしたのが，ロケ現場には行かない編集の鈴木良子さんの言葉だった。編集の仕事の大半は編集室の中で行われる。現場で撮られてきた映像が持ち込まれるのを待って，ディレクターとともに見直し，構成を考え，編集する。さらに，ロケを始めるに先だって「何を撮るのか？　何を目指すのか？」という番組の方向性を決める打ち合わせにも参加する。その場で鈴木さんが言ったことの中に，「認知症は未知の病である」という言葉があった。クリスティーンは診断の時，「あと5年で完全に呆け，その後3年で死ぬ」と告げられたという。そして，講演を始めると，「あなたのように話せる人は認知症ではない」と誤診のレッテルを貼られた。だが，それは医学が，自分で作った定義を自分で否定しているに過ぎない。認知症は脳が壊れることによって起きてくる症状群だというが，そのうちの何が「避けがたい症状」であり，何が「避けられる症状」であるかの区別すら医学は明快にできていない。病気によって起きる不自由を取り除くどころか増悪させる劣悪な医療・ケアの現状のために，避けられたはずの症状が引き起こされ，命が縮められるのがありふれた姿になっているとも言われていた。もし，最良の医療とケアが届けられた場合，何年，どういう人生を生きられるかは，全く未知の領域である。医学もそれを知らない。私たちが目の前に見ている事実を，「専門家たちの既成概念に押し込めようとしない」ということが，私たちの取材の大原則として確認された。

クリスティーンとともに生きる喜び

　私たちがクリスティーンとポールの家にある朝お邪魔した時のこと。ポールが台

所で，パン，チーズ，紅茶，薬など，簡素な朝食の用意をする傍ら，クリスティーンは食卓に座って新聞を読んでいる。と，窓越しに，小鳥が庭の芝生に舞い降りる気配がする。「あぁ，小鳥！」クリスティーンが喜びの声とともに顔をあげる。ポールがぽそぽそと返事をする。するとたちまち，静かに止まっていた空気と時間がいきいきと動き始める。クリスティーンは，そこにいるだけで空気の色合いの濃淡を深くするような人だ。明るいものはより明るくするし，暗いものはより暗くする。それこそはクリスティーンという人の特質である。クリスティーンとポールの生活では，「クリスティーンにできるか，できないか」という能力と同様に，「クリスティーンにしかできないことか，彼女でなくてもできることか」ということに重大な関心が払われている。朝食の準備はクリスティーンでなくてもできるが，講演はクリスティーンでなければできない。優先されるのは，「クリスティーンにしかできないこと」である。2人は常にクリスティーンの衰えゆく能力を見つめ，残された時間の短さを意識しつつ，いまできることは何か，一番重要なことは何かを見定め，語り合いながら生活していた。「意味の有無」が一番の判断基準だった。

エリザベスと私たちとの出会い

　3週間に及んだ第1回目のロケの後半，私たちはクリスティーンたちが現在暮らしているブリスベン郊外から，2人が結婚するまで暮らしていたキャンベラまで1,500キロの自動車旅行に同行した。1年を通じて温暖な海辺の家からはっきりと四季のあるキャンベラに辿りついた時，季節は秋。街路樹の葉が鮮やかに色づき，輝きながら散っていた。飛行機に乗れば数時間で移動できるその距離を，山脈の自然公園の中にキャンピングカーを組み立てて泊まりながら，3日かけて旅するのである。キャンベラで私たちは，クリスティーンの診断当時20歳で，母親の「介護者」となることを引き受けた長女や，「白い稲妻」の異名をとるほど有能だった官僚当時のクリスティーンを知るかつての部下などと会うことになっていた。エリザベスを訪ねることも予定されていたが，私たちは「撮影しない」と決め，クリスティーンにそう伝えていた。エリザベスがクリスティーンの相談相手であったことも，彼女が本を書くのを勧めたことも知っていたが，「その時，そういう役割を果たした人がいた」という以上の認識を私たちはしていなかった。人工湖の畔にあるセントマークス神学センターの中にあるエリザベスのオフィスを訪ねた時，体の深いところから言葉があふれ出て止まらないかのように話す，今まで見たことがないクリスティーンの姿を目の当たりにし，また，何よりもエリザベスの青灰色の深く見通すような眼差しに接し，スタッフも私も「撮りたい」という思いを抑えがたかったが，

あらかじめの約束を最後まで愚直に守り通した。

　私たちは，いったん帰国して，ロケ中に行ったインタビューを翻訳し，撮りためた録画テープを鈴木良子さんとともに見直した。そして，私たちロケスタッフが何気なく心地よさや楽しさを感じながら撮っていた1つ1つが，クリスティーンとポールが「意味」を見出し選び取ったものであるのではないかと，鈴木さんから指摘された。残された時間の中で大切にしたいものは何か？　飛行機に乗って時間を節約するかわりに，オーストラリア大陸の自然を感じながらゆっくり旅することもその1つだった。認知症ケアでよく言われる「リロケーションダメージ」を恐れず，キャンベラからブリスベン郊外への移住を決行したことにも「意味」があった。だが，最大の発見は，録画テープに含まれていないものだった。エリザベスである。私のカメラで撮影した写真を見て，「この人は誰？」鈴木さんは尋ね，私は説明した。「こんな美しい人をどうして撮らずにいられるのか，その神経が分からない！」鈴木さんはそう述べた。

その人自身の文脈で一番深いレベルで考える

　2004年7月，私たちは再びキャンベラのエリザベスを訪ね，インタビューを行った。その準備をする中で私たちは「スピリチュアルディレクター」という言葉に心を留めるようになっていた。本書のためにエリザベスが書いた文章にある通り，診断を受けた直後にクリスティーンがエリザベスに頼み，エリザベスが果たしてきた役割である。私たちは，その言葉の意味するところを尋ねた。「キリスト教の伝統で，『ともに旅路を歩む』ということであって，『指導（ディレクト）する』という言葉どおりの意味ではありません。ともに歩きながら，人生を振り返ることを手伝い，より深くスピリチュアルな旅路を歩めるように助けるのです」というのが答えだった。そして，こう語った。「西洋医学の枠を脱し，認知症の人をその人自身の文脈で，一番深いレベルで考えようとするならば，多くのことが変わってくると思うのです」。

　「その人自身の文脈で，一番深いレベルで考える」……この言葉は，私たちの番組を貫くもう1つの大原則となった（スピリチュアルケアと言おうと，パーソンセンタードケアと言おうと，およそ「ケア」と称するものの原則であると私は考えている。そうでないとすれば「管理」であり「収容」である）。私たちの番組はまず，「私たちの価値観」ではなく，「クリスティーン自身の文脈」に従って，この深い恐怖を直視することから出発する。認知症の宣告を受けた時，クリスティーンが最も恐れたのは，キリスト教徒である自分が，神を認識することができなくなり，神を

失ってしまうのではないかということだった。それでも私は私だろうか？　そして，そこをいかにして脱するのか，クリスティーンの歩みを辿っていく。やがて，クリスティーンは，自分の認知症の進行に従って失っていくものと，ずっと残るものがあることに気づいていく。自分の外側を覆う大切でないものから順番に失われるのであり，自分を自分たらしめ，神とつながっている「核」は最後まで残るであろうと確信していく。「私は誰になっていくのか？」という問いに対し，「私は私になっていく」と答えを出していくのである。その旅路を私たちは，2004年10月，『クリスティーンとポール　私は私になっていく』という52分のドキュメンタリーとして放送した。

「新しい生き方」を求める日本の人たちと

　クリスティーン，そしてエリザベスとの出会いをきっかけに，私は，認知症について30本以上の番組制作に携わることになった。そのほとんどは，「認知症とともに生きるという新しい生き方」についてではなく，それを「遠い理想」や「夢物語」と思わせている「劣悪な医療・ケア」と闘うことを目的とする番組であった。そんな中で，2008年11月，私たちは再び，「新しい生き方」を求める旅路の続きを取材し，1本のドキュメンタリーを制作することができた。

　2003年のクリスティーンの来日は，思いがけない反応を引き起こしていた。翌年，京都で開かれた国際アルツハイマー病協会国際会議で，越智俊二さんが認知症になってからの自らの体験を発表。その後，日本の認知症の人たちが次々にカミングアウトし，公に語り始めたのである。クリスティーンが示した「新しい生き方」に希望を見出した人々が，「たとえ治らなくても自分らしく人生を全うすることができる」よう，医療，ケア，社会に対して声をあげたのだった。そうした人々の中に，本書の執筆者の1人である武田純子の運営するデイサービスに通う2人の男性たちがいた。自分たちに生きる希望を取り戻させたクリスティーンとポールに会いに行く，彼らの旅への同行によって生まれたのが，『長すぎる休日　若年認知症を生きる』89分であった。

スピリチュアル回想法との出会い

　オーストラリアを再び訪ねるにあたり，私たちには気になることがあった。4年前，エリザベスへのインタビューで，私たちはこんな問いをしていた。「クリステ

ィーンとスピリチュアルディレクターとして関わることであなたが影響を受けたことがありますか？」エリザベスの答えに，私たちは驚いた。「クリスティーンにできることは他の認知症の人にもできるかもしれない。クリスティーンに必要なことは他の人にも必要なことかもしれない」と考え，クリスティーンとしたのと同様の話し合いを，各地の高齢者施設で研究として行っているというのだ。それから4年たってどういう結果が出たのか？　私たちの問い合わせに対してエリザベスは，研究の成果をもとに「スピリチュアル回想法」という方法を開発し，その普及のため学習教材を作成，講習会も行っていると知らせてくれた（私たちはシドニーの高齢者施設でその実践の様子を取材，放送した）。

　2008年9月，武田純子と2人の男性とその妻たちに加えて，遠藤英俊，永田久美子，沖田裕子，桑野康一，大谷純子がブリスベンを訪ね，クリスティーンとポールとともにエリザベスと出会い，語りあった。そして，お互いにクリスティーンの言葉に触発されて探究した成果に関心を持ちあった。その関心に基づいて企てられたのが本書の出版であり，2010年3月にはエリザベスを招き，札幌，大阪，東京で「スピリチュアル回想法」の研修会が行われる予定である。

認知症ケアのスタートライン

　本書を締めくくるにあたり，私の頭に浮かぶ2つの言葉を記させていただきたい。
　1つは，文化人類学者 山口昌男の講義録『学問の春』に章題として掲げられている，「文化は危機に直面する技術」という一語である。個人，社会，文明にとって「豊かさ」とは何か？　山口の言う，危機に直面する技術としての文化をどれだけ持っているかということではないかと，私は考える。自分が自分でなくなるのではないかという危機に対処するため，クリスティーンや認知症の人たちが編み出し続けている「知恵」。その集積を「文化」として享受することのできない社会は，決定的に脆弱であり貧困であると言わざるを得ない。そして，危機に直面した本人が知恵に至りつけるよう支援することを「ケア」というのである。
　もう1つは，2003年に出版されたクリスティーンの著書の日本語版の末尾に精神科医 小澤　勲の記した言葉である。
　「痴呆を病むということが，人の手を借りて生きざるを得ないということであるとすれば，希望は人と人とのつながりに求められねばなるまい。希望に誘うその手は優しさに加えて痴呆を病むことの困難を知り尽くしていなければならないだろう。例えば，身体障害なら，リハビリテーションの考え方や技術の莫大な積み重ねがあり，理学療法士や作業療法士という専門職もいる。だが，痴呆の場合はまだと

うていそこまでいってはいない．私たちはこの書によって，ようやくそのスタートラインに立ったと思う」

　小澤先生の予言通りクリスティーンの書によってスタートラインに立った認知症ケアが，本書によって一歩を踏み出す．私はそう信じている．

エリザベス・マッキンレーの出演した番組
BS ドキュメンタリー
「クリスティーンとポール　私は私になっていく」
（放送　2004 年 10 月 16 日）
語り：松本典子　　取材協力：石橋典子　小澤　勲　馬籠久美子
コーディネーター：大谷純子　フレイザー悦子
撮影：南波友紀子　　音声：吉川　学　　音響効果：三瓶智秋
編集：鈴木良子　　構成：川村雄次　　制作統括：京田光広　清水弘明　小宮英美

ETV 特集
「長すぎる休日　若年認知症を生きる」
（放送　2008 年 11 月 23 日）
語り：町永俊雄　　コーディネーター：大谷純子　ジュリー・シーガル
撮影：南波友紀子　　音声：吉川　学　　音響効果：三瓶智秋
編集：鈴木良子　　構成：川村雄次　　制作統括：桑野太郎

索　引

ア
アイデンティティ　15, 21, 29, 30, 64, 67, 72, 75
悪性の社会心理　12, **17**, 18, 19, 20, 30, 34
生きる意味　17, 28, 33, 34, 39, 49, 50, 54, 56, 75, 75, 83
意味　8, 9, 39, 40, 50, 54
MMSE　**35**, 36

カ
回想法　28, 29, 30, 31, 32, 34, 53
関係性　6, 7, 11, 29, 30
希望　8, 9, 43, 44, 70, 71, 75, 83
究極の意味　7, 9
ケアパートナー　**64**, 68, 90
ケアパートナーシップ　69

サ
死　9, 28, 51, 52, 69, 72, 90
人生の意味　6, 16, 33, 35
スピリチュアリティ　6, **7**, 8, 9, 10, 34, 36, 47, 49, 56, 72, 74, 87
スピリチュアル　4, 6, 7, 8, 9, 10, 36, 37, 47, 49, 54, 55, 56, 64, 66, 67, 68, 69, 74, 75
スピリチュアルガイド　66
スピリチュアルケア　6, 8, **9**, 10, 16, 36, 72, 75, 80, 93
スピリチュアルディレクション　**64**, 65, 75
スピリチュアルディレクター　63, 93, 95
「その人らしさ」(パーソンフッド)　34

タ
超越　8, 33, 45
沈黙　23, 24, 25, 35
統合性　29

ナ
人間関係　41, 42, 54, 55

ハ
パーソンセンタードケア　16, 17, **19**, 20, 21, 34, 62, 63, 72, 81, 93
パートナー　62, 83
パストラルケア　**16**, 62
ファシリテーター　4, 24, 25, 26, 32, 33, 34, 35, 36, 38, 39, 40, 42, 43, 44, 45, 46, 47, 48, 50, 51, 52, 53
ホリスティック　**3**, 6

ヤ
「よい状態」(ウェルビーイング)　9, 20, 75

ラ
ライフレビュー　**28**, 29, 35

訳者あとがき

　本書は，2006年にオーストラリアで出版された *Facilitating Spiritual Reminiscence for older people with dementia - a learning package*"（認知症の高齢者にスピリチュアル回想法をファシリテートするためのラーニングパッケージ）の日本語訳に，いくつかの解説を加えたものである。原著は，高齢者ケアを研究する2人のオーストラリア人女性によって5年にわたる研究の成果をもとに書かれた。主な著者はエリザベス・マッキンレー博士で，キリスト教学や高齢化に関して多くの研究書を出しているが，日本語に訳されるのは本書が初めてである。今回その翻訳にあたり，監修者，翻訳協力者とともに，いくつかの点を考慮，検討したので，以下に記しておきたい。

　第1に，spiritualityという言葉にあてる訳語について。「精神性」などいくつかの日本語訳が存在し，彼女の属する英国派教会では「霊性」と訳しているが，本書では著者自身による文中の定義をもって，「スピリチュアリティ」とカタカナで表記することとした。「スピリチュアル」についてもこれに準じている。第2に，careという言葉も，「介護」とせず「ケア」とカタカナ表記にすることを原則とした。もとより本書の根底にはパーソンセンタードケアの考え方がある。認知症の人を，「ともに人生を生きる人」として対等な関係を持とうとする時，「介護」という言葉に含まれる「保護」の意味合いはそぐわないであろうとの監修者の判断があった。第3に，認知症の高齢者との対話例については，多少わかりにくくとも，たどたどしい口調の原文をなめらかに訳しこまず，元々の発話状態を忠実に再現することを心がけた。スピリチュアル回想法では，言葉足らずなところや言い間違えをこえて，何を言おうとしているかを察する，いわば「洞察力」を働かせることが重要視されているからである。うまくできたかどうかはわからないが，その意図をくみ取っていただければ幸いである。第4に，この本が学習教材であることを考慮して，カタカナの専門用語にはできるだけ註を付け，若干の基礎知識も加えた。最後に，学習教材としてわかりやすく，親しみやすい日本語にするために，表現等を整えたところがあることを，ご了承いただきたい。

　また，日本語版の制作にあたり，2人の著者から，本文中の「F．スピリチュアル回想法の実際」の「第5週目の質問」をさしかえたい，との申し出があった。非キリスト教徒が多数の日本の事情に配慮したいという理由から，キリスト教的な唯一絶対神であるGod「神」だけでなく，日本古来の八百万の神々などを想起させる多神教のdeity「神々」が併記され，説明や質問も一部変更された。完成度はともかく，著者から異文化・異宗教に対する誠に謙虚な働きかけがあったことをお伝えしておきたい。

日本語版の刊行にあたり，エリザベスには新たに，「認知症の人と歩み　ともにケアを創る」を書いていただいた。その中の「4. クリスティーンの2冊目の著書」で，補足したい話がある。感情の層が混乱しても，真の自己が無傷で残っているというクリスティーンの文章の引用についてである（p.67 参照）。実は，クリスティーンが2冊目の本を書き上げて来日した際，こんな説明をしてくれた。「認知の層が失われ，感情の層がむき出しになり，自分の気持ちがぐちゃぐちゃになったように思えても，その混乱した感情の下にまだ何かがあると感じました。絶望の中で恐る恐る探ってみると，まるでパンドラの箱を開いたように，そこには"ほんとうの私"という希望が残っていたのです」。そして，「会いに来てくれた人の名前を忘れても，来てくれてありがとうと伝えられなくても，にぎってくれた手のあたたかみや雰囲気は，私の中に少しは残る。そんな私は神のうつし（像）である人間で，すでに神から愛されているのだから，それでいいと思えたのです。」エリザベスが書いているように，それは深く心に残る言葉だった。この"パンドラの箱のたとえ"は，本書を翻訳する上でも訳者の指針となった。

　わずか数年前，日本でまだ「痴呆」や「ボケ」という言葉が常用されていた頃と，「認知症」という表現があたり前となった現在とを比べると，隔世の感がある。たくさんの方々の思いと力が作用し，今回このような本が出版されるまでに至ったのは極めて感慨深いことである。すべての方の名前はとても列記できないが，この機会をお借りして，本書が成立する過程で特に訳者がお世話になった方々にお礼を申し上げたい。
　まず，自ら認知症であることを世界にカミングアウトし，時に悩み苦しみながらも，その経験を惜しみなく私たちに分かち合わせてくれたクリスティーン・ブライデンとその夫ポール・ブライデン，そして3人の娘イアンシー，リアノン，ミシェリン。2001年，ニュージーランドの国際会議でスピーチしたクリスティーンと出会い，その著作の翻訳出版，来日講演を実現させた石橋典子さん。クリスティーンの存在を知り，名著『痴呆を生きるということ』で日本における最初の紹介者となった故小澤勲先生。認知症の人自身が声を上げる場作りに尽力された故大田黒友子さん，そして現在も精力的な活動を続けられている沖田裕子さん。キリスト者の立場からエリザベスとクリスティーンの対話の意味を読み解き，丁寧に御指導くださった大沢章夫牧師。クリスティーンの歩みの中でエリザベスの果たした役割にいち早く気づき，「この美しい人の書いたものが読みたい」と本書の翻訳を勧めてくださった鈴木良子さん。高野山大学スピリチュアルケア学科で教鞭を取り，その専門的な視点から原稿を見てくださった井上ウィマラさん。そして最後に，後藤静二さ

んと川窪裕さんのおふたりとそのおつれあいに。グループホーム福寿荘で生活のひとこまにご一緒し，直接お話しをうかがったことで，当事者の紡ぎ出す言葉にこめられた思いに洞察力を働かせることの大切さを改めて感じつつ，この作業にあたることができた。心から感謝を表したい。

2009年12月28日

馬籠久美子

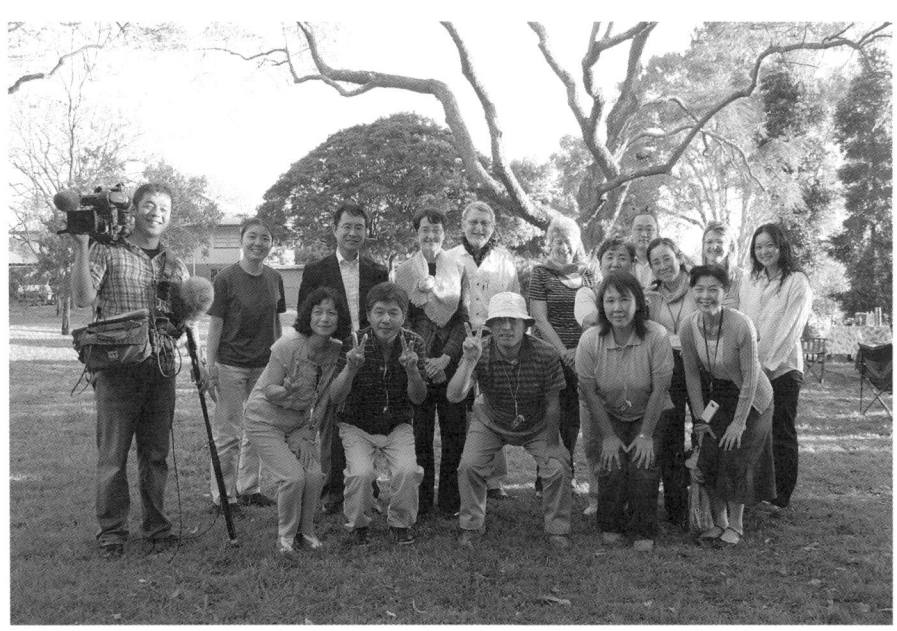

クリスティーンとエリザベスを囲む本書の執筆者たち
「長すぎる休日」取材時

監　修

遠藤英俊

国立長寿医療センター包括診療部長

1982年，滋賀医科大学卒業。1987年，名古屋大学医学部大学院修了。認知症専門医として，さまざまな認知症予防プログラムの開発・研究を主宰し，特に回想法の標準化・地域への普及に力を注ぐ。

日本認知症学会理事　日本老年精神医学会理事　日本高齢者虐待防止学会理事，日本認知症ケア学会評議員。

著書：『いつでもどこでも「回想法」』（ごま書房），『地域回想法ハンドブック』（監修　河出書房新社）ほか。

永田久美子

認知症介護研究・研修東京センター研究部　副部長

学生時代に「呆け老人を抱える家族の会（現，認知症の人と家族の会）」に出会い，以降，病院，施設，地域で本人と家族を支援する活動と研究を続けている。東京都老人総合研究所を経て2000年から東京センター。

著書：『認知症ケアをもっと楽に　本人と家族のためのセンター方式ガイド』（中央法規出版）ほか。

木之下徹

医療法人社団こだま会こだまクリニック院長

1983年，東京大学医学部保健学科卒業。1990年，東京大学大学院博士課程中退。1996年，山梨医科大学卒業。現在，東京都品川区のこだまクリニック理事長・院長として，地域の認知症の方々の訪問診療を行う。NPO地域認知症サポートブリッジ　代表理事，日本老年精神医学会評議員，日本認知症ケア学会評議員。

著書：『こうして乗り切る，切り抜ける　認知症ケア　家族とプロの介護者による究極の知恵袋』（共編著，新興医学出版社）ほか。

翻　訳

馬籠久美子

翻訳・通訳者

1986年，津田塾大学英文科卒業。米国マサチューセッツ州のスミス・カレッジを経て，マサチューセッツ州立大学アムハースト校教育大学院修士号取得。同博士課程に学ぶ。

著書：『環太平洋 先住民族の挑戦　自治と文化再生を求める人びと』（共著，明石書店）

訳書：『微笑みの祈り』（共訳，春秋社），『私は私になっていく』（共訳，クリエイツかもがわ）ほか。

執　筆

武田純子

北海道認知症高齢者グループホーム協議会会長

1988年に看護師として老人病棟の認知症の人たちと出会う。2000年から北海道札幌市でグループホーム福寿荘を運営。2006年からは若年認知症専門ユニットとデイサービスを開始。

著書：『看取りケアと重度化対応ケアマニュアル』（共著，日総研出版）

川村雄次

NHK制作局　文化・福祉番組　ディレクター

1990年，NHKに入局。ドキュメンタリー，教養番組などを制作。長野局，松江局などを経て2005年から制作局　文化・福祉番組に所属。

番組：『16本目の"水俣"記録映画監督　土本典昭』，『ぼくの生活作法　詩人田村隆一』，『私のおっぱい　人生を取り戻す道具』，『生きるためのたべもの　木次"百姓"物語』ほか。

原著者紹介

エリザベス・マッキンレー（1940年生まれ）

正看護師資格，文学士号，神学士号，教育学修士号，博士号を持つ。オーストラリア国立看護協会会員。
「高齢化およびキリスト教研究センター（CAPS）」代表，チャールズ・スタート大学神学部教授。高齢者ケア，特にスピリチュアリティに重点をおいた研究，教育を広く行ってきた。
「高齢化およびキリスト教研究センター」は，キリスト教の牧会研究と老い，それにともなう倫理問題について，多彩な学際的立場から，研究，教育，政策発案を行う非営利団体であり，高齢者ケア業界や政府，目的を同じとする諸団体とともに活動している。

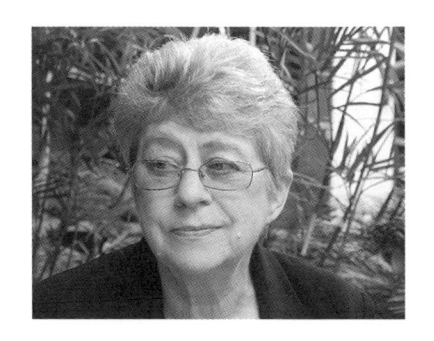

コリン・トレヴィット（1955年生まれ）

正看護師資格，理学士号，修士号（看護学），修士課程修了証（老年学）を持つ。
チャールズ・スタート大学神学部，「高齢化およびキリスト教研究センター」学術専門員。高齢化問題に重点をおいた看護，研究，教育の経験を持つ。

© 2010

第3刷　2010年6月25日
第1版発行　2010年3月31日

認知症のスピリチュアルケア
こころのワークブック

（定価はカバーに表示してあります）

監修	遠藤　英俊
	永田　久美子
	木之下　徹

検印省略

発行者　　服部　治夫
発行所　　株式会社　新興医学出版社
〒113-0033　東京都文京区本郷6丁目26番8号
電話　03(3816)2853　FAX　03(3816)2895

印刷　株式会社　藤美社　　ISBN978-4-88002-701-2　　郵便振替　00120-8-191625

- 本書の複製権・上映権・譲渡権・公衆送信権（送信可能化権を含む）は株式会社新興医学出版社が保有します。
- JCOPY〈(社) 出版者著作権管理機構 委託出版物〉
本書の無断複写は著作権法上での例外を除き禁じられています。複写される場合は，そのつど事前に(社) 出版者著作権管理機構（電話 03-3513-6969、FAX 03-3513-6979、e-mail : info@jcopy.or.jp）の許諾を得てください。